心の病の診察室

―あなたの愛が子どもを救う―

小松 信明 著

太陽出版

はじめに──精神分析療法の有効性──

私は山形市内で38年間開業してきた、ひとりの平凡な町医者です。私の医院には、内科とともに心療内科を併設しています。

ここ数年、私の医院を、うつ病、いじめ、ひきこもり、リストカット、拒食症、過食症、パニック障害などの治療で訪れる若い方が多くなりました。現在の日本では、これらの患者さんはどのような治療を受けているでしょうか。

一般的にいって、心療内科の医師は一日、50人から100人の患者さんの診療に追われ、入院設備のある病院では回診にも時間を割き、また高名なドクターになるほど、学会での症例発表など患者さんの治療以外の仕事をこなさなければなりません。これでは、いわゆる「5分間診療」もいたしかたないというのが精神医療の現状です。

精神医療に求められているのは言うまでもなく心のケアであり、モノとしての人体ではありません。私は心の病を治療する場合、中心に置くべき最も重要なものは、精神分析療法の訓練を受けた治療者によるカウンセリングだと考えています。

精神分析の概念を十分に説明することはなかなか難しいのですが、かいつまんでいえば精神分析学は有名なジグムント・フロイトが創始した学問で、人間の心には意識できるものの他に意識できない領域（無意識）があり、人間の行動は無意識下に閉じ込められている感情に支配されているとします。

フロイトは、「自由連想法」（本書第2章の「なぜ精神分析が必要か」の項を参照）を用いて「無意識の中に抑圧された感情」（本書第1章の「心の病について」の項を参照）を意識化し、それによる神経症（医学用語として確立していませんので、本書では「心因性の心の病」、または不安障害、パニック障害、強迫神経症など、より具体的な記述がしてあります）の治療を試みました。これが精神分析療法のはじまりです。

つまり精神分析療法とは無意識下の感情を知り、その上で現実をみつめることで患者さんの心を治す治療法です。詳しくは本書第2章をお読みいただきたいのですが、私はあくまでも臨床ひとすじの医者で、総論的な解説は専門ではありません。より深く精神分析についてお知りになりたい方は、太陽出版から出版されている木田恵子先生の『やさしい精神分析』シリーズを、ぜひお読み下さい。

カウンセリングを慎重かつ繊細に行うためには、十分な診療時間が必要不可欠です。私の心療内科はひとりの患者に対し週1回、最低20分から1時間をかけてカウンセリングを行います。こうしたカウンセリングは精神分析の専門用語では「簡易分析療法」と呼ばれる治療の一環として行われますが、私は若い女性の心理療法士や看護師の力を借りて、「あせらず、あきらめず、必ず治ると信じる」をモットーにじっくり慎重に診察をしています。それによって症状が確実に好転する患者さんを大勢目のあたりにしてきました。

現代の精神医療は、統合失調症（分裂病）や躁うつ病などのいわゆる「精神病」を内因性のものとし、それに対してストレスによって強い不安感が引き起こされ、それが原因となって発症すると考えられている不安障害、パニック症状、拒食・過食などの摂食障害、リストカットなどの自傷行為など、神経症的な病気を心因性のものとしています。

しかし精神分析の立場では、外部からのストレスは多くは不安を呼びさますキッカケにしかすぎず、真の原因はその患者さんの幼少期の生育環境、とくに3歳までの両親、とりわけ母親との関係にある種の固着（無意識下に隠された心のキズ）があったためという考え方をします。この考え方はフロイトが創始した精神分析学の根底にある理論です。

精神分析学の学問としての厳密さについては、フロイトの生きている時代から議論があったことは確かです。しかし、こと神経症の分野において、精神分析療法の手法、つまりカウンセリングを中心とした治療の効果は、臨床的に十分に実証されています。

確かに統合失調症などの真性の精神病にカウンセリングがもたらす効果は限られていますし、不安障害、パニック、拒食・過食などの心の病の場合でも薬物によって一時的に気持ちがラクになることは大いにあります。しかし、それらの効果の多くは一過性のもので、根本的な治療にはつながりません。患者さんの無意識の領域にある心のキズとそのキズをつくってしまった原因を患者さん自身に気づかせ、それをしっかり受けとめることで不安を解消させる精神分析療法は、心因性の病に苦しむ患者さんには唯一無二の治療法のはずです。

精神分析がここまで軽んじられている大きな理由は、本書では大きくは取りあげませんが、精神分析の効果に対する否定というよりも、ひとりの患者に30分、1時間の時間をかけるわけにはいかない、という医療界の事情を優先させているためと思われてなりません。

心の病で悩む患者さんに寄り添い、力になりたいと思うことは、治療者として自然な感情だと思います。治してあげたいという気持ちと、冷静な治療者としての態度は両立するのです。

最近、指導的な立場の医師でも「患者は医師に甘えるな」といった乱暴な主張を堂々と表明する方がいます。これはとんでもない話です。大勢の患者さんをケアするためスムーズな診療といえば聞こえがいいようですが、そうした態度は苦しんでいる患者さんを失望させることが多いようです。心の病で悩んでいる人は、幼少時、親から受け入れられず、つまり甘えることを許されずに育ってしまったということを理解しなければなりません。

私がこの本を著わした狙いは、私が手がけたさまざまな症例のうち、特徴的ないくつかのケースを紹介し、精神分析療法の観点からの解説を加え、精神分析療法の実際とその有効性を示すことで、さまざまな心の悩みを持っている方や家族の方、とくにお子さんの問題行動に悩んだり、子育てに迷っているお母さんたち、またそうした悩みをより深く理解したい方、とくにカウンセラーを目ざして勉強中の若い方々に、何らかのヒントを与えたい、というところにあります。

それぞれのケースは、いずれも患者さんの過去の自分を訪ねる旅です。プライバシーが類推されるような部分は慎重に改められていますが、カウンセリングのカルテから書き起こした実話です。

本書の刊行にあたり、自分たちと同じ悩める人たちのためにと、快く掲載を許可してくださった私の患者さんたち、原稿を書くにあたって調査や助言など、私に協力していただいた元山形新聞論説委員の菊地和慶氏とキリスト兄弟団山形教会の平良友紀牧師、そして出版にはまったく無知な私を助けてご尽力いただいた太陽出版の籠宮良治社主と編集部の橋本真澄さんに、心からの感謝を申しあげます。

2008年8月

小松信明

心の病の診察室◉目次

おわりに—やさしい精神分析療法—

第1章

心の病とは何か

——愛に飢えた幼い心

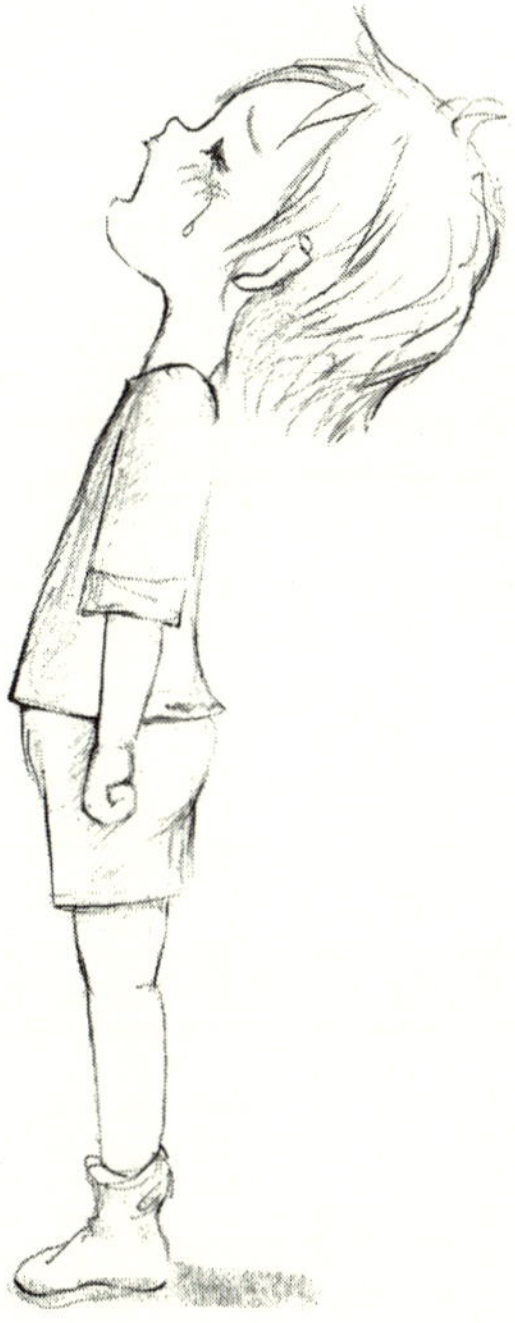

コインロッカー・ベイビーの手記

さて、心の病とその治療について書き進める本書の冒頭に、私が心の病からの立ち直りということを理解するのにもっとも参考になる症例と考えている、うつ状態の治療に当院に通った30代の女性、サチコさんの手記を紹介します。心の病にかかった人の心理、行動について、実によく記述されており、患者さんの苦しさや、治りたいという切なる願いが痛いほど伝わってくるからです。

作家の村上龍さんの名作に、「コインロッカー・ベイビーズ」(1980年)があります。昭和40年代後半、未熟な母親がコインロッカーに嬰児を置き去りにする事件が続発しました。この子捨て(というよりも殺人未遂といった方がいいようなものなのですが)を生きのびた2人の少年の破壊衝動を通じて、人間の生と死の意味に迫った物語です。

この小説にも触れられているように、乳児期の過酷な体験が無意識下の心につけるキズの深さは、はかりしれません。回復することが困難なほどのキズといっていいかもしれません。

サチコさんは、まさにコインロッカー・ベイビーなのです。幼いころ実の母親にコインロッカーに置き去りにされた過去を持ち、また幼児期に義母に凄惨な虐待を受け、彼女をかばうことができなかった父親の存在もあって、心に回復の難しいほどのキズを負ってしまいます。

サチコさんの場合、一時は母への潜在的憎しみが殺意となり、毎日、バッグにナイフを忍ばせていたほどです。

彼女は20代の時にうつ病と診断され、いろいろな病院を回りますが、薬物療法中心の病院では改善がみられず、最後に来た私の医院でゆっくり時間をかけてカウンセリングを受けることで、大きな効果があがりました。

現在、彼女は自らが治療者をめざす、というところまで回復しました。彼女の心のキズの深さを考えれば、奇跡的といっていいかもしれません。

彼女の手記を、できるかぎり原文のまま掲載します（プライバシーに配慮して、サチコさんの了解のもと、個人を特定できる一部分だけは変えてあります）。

一般的な価値観で、精神疾患の患者さんを「甘えている」とか、「意志が弱い」「自立心がない」と判断する方がよくいらっしゃいます。しかし無意識の領域に受けたキズは、性格の善し悪しや意志の強弱と関係なく、その人の心をむしばむ怪物のようなものです。

彼女の症状を精神の弱さと単純にとらえたり、また後半登場する私の対応を「患者に甘い」「患者の過去を思い出させるのは心のキズに触れることになるのでは」と考えたりする方もいらっしゃるかもしれません。

しかし、無意識下のキズの所在や原因、その深さや大きさを探り、それをケアすることは、精神分析療法には不可欠な、慎重のうえにも慎重を要する高度に医療的な技術であり、患者さんは自分の心のキズとその原因を知ることによって、不安が小さくなり、気持ちがラクになっていきます。このケースは、私自身の期待以上によい効果が出た例だと考えています。

長文の手記ですが、サチコさんがありのままに綴った半生記、幼少期の過酷な体験によって心の病におかされた一患者が真剣に生きようとする凄絶な闘病記を、ぜひお読みください。

「心の治療　時間をかけて」

佐藤サチコ

《いま、心の病気にかかっている人は、日本中にどれくらいいるのでしょうか？

携帯電話のサイトを見ると、心のいやしを求める人のためのサイトが数多くあります。そのサイトの中で、心に病を抱えた人たちが、自分のつらさ、苦しさをうったえ、そうした人たちの交流の場ともなっています。

まわりの人には心の痛みが分かってもらえず、同じ境遇の人ならば理解してもらえると思って、集まってくるのです。わたしもその中の一人でした。

心の病気に悩む人たちが友達や恋人になり、助けあい、支えあえるような関係になるのならば、まだ救いはあるかもしれません。でも、もしお互いに自殺願望が強い人たちだったら自殺してしまう可能性だってあると、わたしは思います。

心というものは目に見えません。人それぞれがとても複雑で、他人に理解されることもなく、気づいてもらえないのがほとんどだとわたしは思います。

こんなに深刻な問題なのに、民間のテレビ番組で取りあげられることも、ほとんどありません。心の病気についてのもっといろいろな情報や、ちょっとした知識が身近にあったら、心の病気の理解者も増え、心の病気を抱えたひとたちも少しは生活しやすくなるのではないでしょうか。

もしもこのままの状態がずっと続くとしたら、心の病気にかかった人たちはさらに苦しみ、傷つき、自殺へと自分を追い込んでいく人だって後をたちません。この豊かな日本で、それはとても悲しいことだと思います。

心の病気に苦しんでいる人たちへ、生きることの大切さをつたえ、治る病気なのに死を選んでしまう人たちをひとりでも救ってあげられたら、という思いで心の奥底にずっとしまいこみ、誰にもいわずに鍵をかけていた心をひらき、私の生い立ちを書きました。悩んでいる方に、ここからなにかを感じてほしいと思います。

１９７３年、わたしはこの世に誕生しました。物心がついたころ、もう母親はいませんでした。父と姉、伯母（父親の姉）の４人家族でした。

そのころ、わたしの家は自営でクリーニング業をしており、父親と伯母はふたりで一生懸命に働いていました。家の裏には河原があり、自然が豊かな、とてもいい環境でした。桜の木が何本もならんでおり、春にはとても綺麗な花を咲かせてくれました。

そのころのわたしは、母親の不在になにも感じることなく、年のはなれた姉と伯母が母親がわりによく面倒を見てくれました。

かよいはじめた幼稚園で、私はよくおもらしをしました。自己主張ができないわたしは、いじめられっ子でした。それでも、家族のだれひとり、わたしを責めることはしませんでした。

通園バスで帰ると、いつも伯母が迎えにきてくれていました。家に帰れば父も伯母もたえずそばにいてくれて、姉が学校から帰ってくると、いつもいっしょに遊んでくれました。

そういえば、幼稚園でいじめられていると書きましたが、私はわざといじめる子を家に遊びにさそい、姉が学校から帰ってくると自分の部屋におよび、その子を指さして、「お姉ちゃん、この子いじめるの」と言いつけたことがあります。

外ではいくらいじめられていても、家に帰りさえすればいつも家族が見まもっていてくれ、いじめられたいやな気もちを忘れさせてくれていたのかもしれません。

4月になると家の裏の桜の木が花をさかせ、窓をあけておくと部屋の中に桜の花びらがたくさんはいってきて、その花びらの中にいるのが大好きでした。

その光景は、今でもはっきりと私の記憶のなかにあります。そのころのわたしは、母親がいなくても幸せでした。家族全員がわたしをかわいがってくれ、たくさんの愛情をもらいました。わたしは人みしりがはげしく、父がでかけるときはいつもいっしょについていくほど父が好きで、いつもベッタリの父親っ子でした。

小学校に通いはじめたころ、わたしはずっと家族四人で暮らしていくのだと思っていました。

小学校への通学路は、子どもにはかなり長い道のりでした。ある日の帰り道、ひとりで歩いて家にむかうわたしに、ある女性が、

「サチコちゃん、ちょっと」と声をかけてきました。

その人は、わたしの名前だけでなく姉の名前も知っていて、わたしははじめて会ったのになんでだろう？　と心のなかで思いました。その人が、優しい笑顔で姉の名をいい「元気？」と聞いてきたので、わたしはうなずきました。

「家まで送ってあげるから乗って」と言われ、わたしはなんの疑いもなくその人の

車に乗りました。その人は、家の場所も教えていないのに、家まで送ってくれました。そしてわたしをおろして、去っていきました。家にはいり父にその女の人のことを話しましたが、父は何もいいませんでした。あとから分かることですが、その人が私の実の母だったのです。

小学1年の2学期、あるいは3学期か記憶がさだかではありませんが、父親はある女の人と会うようになりました。

父親っ子だったわたしは、いつも父親について歩いていたので、わたしもその人のアパートへ何度かいきました。その人はひとり暮らしで、父とわたしにごはんを作って食べさせてくれたり、おもちゃを買ってくれたりいっしょにままごとをしてくれたりして、すごく優しい人でした。

何度かその人のところへ行くうちに、わたしは心のなかで、

「この人がお母さんだったらいいのに」と思うようになりました。そうしているうちに、父がその人と再婚することになったのです。

わたしは、わたしにも母親ができるんだ、これからもっと毎日が楽しくなるんだと

有頂天になっていました。これが地獄への入り口とはしらずに……。

父親の再婚を期に、伯母は家を出ていくことになりました。いつも一緒にいてくれて、母親がわりに育ててくれた伯母が、と思うと、とても悲しくつらく、「なぜ?」という、わりきれない気もちがわいてきました。

それでもわたしは、母親ができたのだから、という思いがあり、これからもみんなで楽しく暮らしていけるものだと思っていました。

しかし、現実は冷酷で、伯母が出ていった直後、自営でやっていたクリーニング屋をやめることになり、さらに住みなれた家からも出ていくことになったのです。わたしの大好きな家、思い出がたくさんつまった家を。

子どものわたしはわけも分からず、ただされるがままでした。それでもまだわたしには、母親ができたのだから、という思いがあったのです。

引っ越し先は、車で45分くらいのところにある町の借家でした。部屋は3部屋しかなく、前の家とはまったく違うみすぼらしい家で、生活は一変しました。姉とわたしは8畳の部屋を半分ずつ、真んなかに白いカーテンのしきりをして使いました。

学校も転校することになりました。わたしは小学2年生でした。

慣れない環境のなか、新しい学校へ通いはじめました。内気ではっきりものをいうことのできないわたしには、つらいばかりでまったくなじめませんでした。友だちをつくることもできず、学校へいくのが苦痛でした。

その頃、父親は会社勤めで夜勤専門でした。義母のお腹のなかには、父との子どもが宿っていました。わたしには姉しかいないので、妹か弟ができるんだと思うと、わくわくする気持ちももちろんありました。

でも再婚してから、義母のわたしに対する接しかたがまったく変わってしまいました。再婚するまえのやさしい姿は、まったく消えさり、そして虐待がはじまりました。

義母がわたしにした虐待は、筆舌につくせぬひどいものでした。機嫌が悪いとわたしにひどい暴力をふるうようになり、わたしは義母の顔色をうかがいながらの恐怖の毎日でした。

ある日、義母に殴られて鼻血がとびちり、間仕切りの白いカーテンに血がついてしまいました。

「何よ、カーテンをこんなによごして！　お姉ちゃんにわからないように、きれいにふきとりなさい！」と義母にいわれ、体中の痛みをがまんして、鼻血が止まらないまま、きれいにしなければ今度はなにをされるかわからない、という恐怖で懸命にふき続けたのに、かんたんには取れず、義母の怒りがさらにふくらみ……。ほんとうに恐怖の連続でした。

当時の私の部屋には勉強机もなく、家具といえば3段の小さなタンスと折りたたみのテーブルだけ、布団という布団もなく、毛布にくるまって寝ていました。

お風呂にもはいれず、洗濯もしてもらえず、毎日よごれた服を着て学校へ行くしかないわたしは、いうまでもなくいじめのターゲットになり、「臭い、汚い」とののしられ、ただでさえなじめない学校でいじめられ、家に帰れば義母の虐待と、恐怖の板ばさみの状態でした。

ご飯もまともに食べさせてもらえず、義母の虐待はエスカレートしていくばかりでした。カビのはえたパンと牛乳を出され、

「残さず食べなさい」とせまられました。逆らうことのできないわたしは、いわれ

た通りにしなければ何をされるかわからないという恐怖にかられて食べました。

　ある日の学校の帰り道、家に帰るのがいやで、橋の上でひとりボーッと考えていました。

「どうして生まれてきたのだろう」

「生まれてこなければ良かったのに」

「何のために生きなければならないのか」

　私は、橋の上から飛び降りました。ぜんぜん高さがなく、すり傷だけでおわりました。義母から受ける虐待のほうが、ずっと痛いと思う程度でした。

　夜勤をしている父の仕事が休みの日、３人でごはんを食べながら、父とひさしぶりに話をしました。何げない会話をしただけで、虐待のことを話していたわけでもないのに、そのあと、また恐怖がおそってきたのです。

　わたしのいう〝恐怖〟には、ふたつのイメージがあります。ひとつは虐待そのものに対する恐怖、もうひとつは突然部屋のふすまが開けられる恐怖です。義母はわたしが父と話をしたことが気にいらなかったらしく、またなぐるけるのくり返し。わたしは、いつしか部屋から出るのもこわくなり、トイレにさえも行くことができなくなっていました。部屋のすみに毛布を置き、そこで用をたすようになりました。

一番つらかったのが夏休みでした。当時、エアコンはもちろん、扇風機さえもあたえられず暑くてのどが乾いて苦しくて、でも部屋からでることが怖かったわたしは、台所に水を飲みにもいけませんでした。とうとうがまんの限界がきて、部屋の窓からハダシのまま外へとびだし、近所の家の玄関のわきにある蛇口へ走り、その家の人には無断で水を飲みつづけました。そしてふたたび窓から部屋へもどりました。

ある日、また恐怖のふすまが開きました。散髪にもいかせてもらえなかったので、わたしの髪の毛はいつもボサボサに伸びていました。それを見て義母が、

「サチコ、みっともないわよ。自分で髪を切りなさい」とわたしにハサミを持たせたのです。義母を恐れるあまり、鏡も見ずに自分で自分の髪を切りました。短く切りすすむ髪がどうなっているのかもわからずに、ひたすら切り続けました。

切りおえたわたしに、義母はうすら笑いをうかべて、

「なかなかうまいな」といいました。わたしの身も心も、もうボロボロでした。

義母の留守中、姉がバイトしたお金でつくってくれたうどんが、ひとときの幸せでした。

わたしは限界でした。飢えをしのぐため万引きもしました。悪いことだとわかってはいましたが、何日もなにも食べさせてもらえなかったわたしには、そうするしかなかったのです。

ある日、父が夜勤で家を出かけました。父が仕事に行くまえに、隣り町の知人の家に立ちよることを、わたしは知っていました。その日はなぜか、すごくイヤな予感がしてしかたなく、近所の人にもらった大きな靴をはき、窓から逃げました。

わたしは、暗い夜道、4キロの道のりをひたすら歩き、父親の知人の家までたどりつきました。やっとの思いで父の知人の家につくと、父親の車がまだあったのでわたしは安心しました。父はこんな夜道をひとりで歩いてきたわたしを見て、驚いていました。

私は、助けて欲しい気もちでいっぱいでした。わたしは、父親にこれまで胸にしまっておいたすべてのことを話しました。これで、地獄から抜けだせる、と私は思いました。でも、それはわたしの思いちがいでした。

父は、わたしの話を聞きおわるとすぐに、わたしを車に乗せ家へ連れかえったのです。父はわたしに、

「サチコ、お母さんにバレないように、静かに部屋にはいれ」といいました。

頼りにしていた父がとった行動に、わたしはさらにショックを受けながら、父にいわれるまま、部屋へもどりました。

窓から出ていったことは義母には知れずにすみましたが、それでも恐怖のふすまが開いたのです。

義母は、鬼のような顔をして、おし殺した声でわたしにむかっていいました。

「お父さんは、おまえなんかより私の方をずっと好きなんだからね」。そして義母は、自分の首筋をわたしに見せ、

「ほら、これがお父さんがわたしを愛している証拠だよ」といいました。幼いわたしにはその赤いしみが何を意味するのか、まったく意味がわかりませんでした。いまから思えば、それは父が義母につけたキスマークだったのです。

それから義母は出産し、男の子が生まれました。そのころにはもうわたしの心には、うれしいとか、楽しいとかを感じる力は消えうせていました。

ふたりの間に子どもが生まれたことで、義母とともに父はその子をかわいがり、わたしはますます孤独にしずみました。大好きだった父にも見はなされたと感じました。

小学3年生になり、弟が生まれてもわたしの生活は何もかわることはありませんでした。弟をダッコしているときでさえ、恐怖のふすまは容赦なく開きました。ののしられながら殴られることの繰り返しの日々でした。

ある日、義母が台所で何かするらしく、わたしに弟を見ていろと命令しました。でもじょうずに赤ちゃんをあやすことなどわたしにはできず、ソファーに寝かされている弟を、おもちゃを使って見よう見まねであやしてはみたものの、泣きはじめてしまいました。すると義母が、

「サチコ！　赤ちゃんを泣かせるな。お前は弟の面倒もちゃんと見られないのか」

とわたしを殴るのでした。

わたしは何とかしなければと、懸命にあやしていましたが、逆に何かのはずみで弟

がソファーから転げおちてしまい、大声で泣きだしました。それに気づいた義母は、

「お前がわざとやったんだな」といったのです。

もちろん、自分が生んだ大切な子を、という思いが強かったのだろうと思いますが、この日の暴力はそれまでになくひどいものでした。そのときわたしは、もういっそのこと殺してくれと心のなかで叫びました。殺してもらったほうが楽だと。

すべてを知っているはずの父は、助けてくれるどころか見て見ぬふりをしていたのです。わたしは、どうしてこんな思いまでして生きていかなければならないのか、どうして生まれてきてしまったのだろうかと思うようになりました。こんな生き地獄さながらの毎日に、わたしは疲れはてていました。

でも、やっとこの地獄から解放してもらえる日がきたのです。

学校へ通学するときは、近所の子どうしが集まって、集団登校するきまりでした。わたしの朝ごはんは、毎日カビのはえた食パン一枚がテーブルの上においてあるだけです。義母は朝おきてくることがまったくなく、わたしはいつもそのパンを持ちそそくさと家をでると、パンをそのへんに捨て、なにくわぬ顔で集団登校するひとの家へ

迎えにいく毎日でした。

そういうことが毎日続くので、迎えにくるのが早すぎておかしいと、そこの子の両親が気づいてくれたのです。ときどき家にあげてもらい、ご飯を食べさせてくれました。そしてある日、その家のおじさんがわたしに優しく聞いてくれました。

「サチコちゃん、ごはんはちゃんと食べているの?」

「いつも汚れた服だけど、どうしたの?」と。

わたしは、素直に答えました。

「朝ごはんは、カビのはえたパンだけなの」

「洗濯してもらえないし、お風呂にもいれてもらえないの」とすべてを話しました。

聞き終えてすぐ、おじさんはわたしを連れてわたしの家の中にはいり、わたしの部屋を見たのです。驚きと怒りの表情がおじさんの顔にうかんだのが感じとれました。

おじさんの通報を受けた児童相談所の手配で、わたしは父親につれられ家庭裁判所に行きました。何が何だか理解できないわたしに、裁判所のおじさんは優しく話しかけてくれました。そして1冊のノートを渡され、おじさんからこう聞かされました。

「このノートにはね、お母さんにされたこと、日付と何をされたかを書くんだよ。でも、このノートは絶対にお母さんには見つからないように」

家に帰ったわたしは、そのノートに名前を付けました。題して〝悪いノート〟。そして義母に見つからない場所へノートをかくしました。そして恐怖のふすまが開くたびに、虐待にたえながらその内容を記録しつづけました。

1週間たったころ、父とともにまた家庭裁判所に出むき、悪いノートをおじさんに渡しました。それからわたしは、もうあの家に戻らなくてもよくなったのです。

借家の大家さんの家に少しのあいだあずけられ、面倒をみてもらいました。その間、姉とはなればなれになりましたが、姉はわたしに会いにきてくれて、バイトしたお金でわたしに誕生日プレゼントを買ってきてくれたりしました。

それから、今度は車で3時間くらいかかる離れた親戚の家へあずけられることになりました。そこには、幼いころ出ていってしまった伯母がいました。また会えたことに、喜びでいっぱいになりました。

わたしは、また転校生として学校へ通うことになりました。内心、とてもイヤでした。また、いじめられるんじゃないかと思うと。あずけられた親戚の家には、わたしと同じ歳の男の子がいたので、いっしょに学校へ通いはじめました。

毎日、いとこと登校していたので、学校では「婚約者」とバカにされました。なにもいい返すことのできないわたしは、またいじめのターゲットかと思いながら、いとこといっしょに通いつづけました。でも、わたしがバカにされているところを見たいとこは、バカにした子にしかえしして、私を守ってくれたのです。

やっと自分から楽しいと感じることができるようになり、友だちもできてふつうに遊べるようになったころ、わたしはまたあの家にもどることになったのです。

イヤでイヤでたまりませんでした。でも、父が迎えにきて、いとこに最後まで「ありがとう」といえないまま、あの家へもどりました。ただ幸いなことに、もうそこには義母も弟もいませんでした。

少しホッとした気分と、ふりまわされ続けることへの不満が半々、という気もちでした。

また前の学校へもどることになり、とてもイヤでした。それでもしかたなく学校へ行き、友だちもできましたが、その友だちからも突然無視されたりして、結局いじめは続きました。高学年のころ、伯母がまたいっしょに住むようになり、ごはん作りや洗濯など、家のことをしてくれ、面倒をみてくれました。

中学校に進学し、環境が変わればよかったのですが、地元の中学では小学校の同級生がそのまま中学生になるだけで、いじめがなくなる事はありませんでした。それでも、近所の同級生がわたしと仲良くしてくれました。今思えば、きらわれもののわたしとよく仲よくしてくれたな、とありがたく思います。

その友だちの家には何度か遊びにいきました。友達のお母さんが、おやつを持ってきてくれたりやさしく話してくれたりして、いいお母さんだなとうらやましく思いました。

また伯母と買い物にいくと、同級生と会うことがよくありましたが、母親といっしょに買い物をしている姿をうらやむ気持ちが強くなっていました。

そんなある日、何がきっかけだったのかはおぼえていませんが、父と姉と3人で口論になったのです。そのときわたしは、泣きながら心のなかをぶちまけました。

「サチコの本当のお母さんは、どうしていないの」と。それに対し、姉が答えました。

「サチコが小学校にあがったばかりのとき、知らない女のひとの車に乗ったでしょう。あれがサチコのお母さんだよ」。そして私はとても衝撃的なことを聞くのです。

「サチコの実の母親は、サチコがまだ赤ちゃんだったころ、サチコをコインロッカーにいれたんだよ。お姉ちゃんがお父さんとふたりで必死にさがしたんだ。そんなひどいことをする母親なんて、いらないでしょう」

わたしは姉のことばに、言いようもないショックを受けました。自分が母親に、コインロッカーに捨てられた。いい返す気力もなく、わたしは部屋へ閉じこもりました。ショックな気もちとは逆に、それでも義母に受けた虐待よりはずっといいと思う気もちもありました。どんな母親でも、会ってみたいという気もちは消えませんでした。

高校生活がはじまりました。同じ高校に入った近所の友だちといっしょに、毎日自転車で通いました。学校まで45分くらいかかりましたが、その子とおしゃべりしながらだったので苦にはなりませんでした。その子とは科が同じだったので、3年間ずっと同じクラスでした。

周囲はまったく知らない人たちで、新しい友だちもできると期待していました。でも高校生になっても、私はいじめを受けることになりました。

他の科のクラスの女子に、トイレに呼びだされて因縁をつけられたりもしました。決定的だったのは、学校のトイレでタバコを吸い、それを先生に見つかり停学になったことで、その時一緒にタバコを吸った友だちは、それが2度目の停学だったので退学することになりました。わたしが停学期間をすごして学校へ来るとクラスのみんなから無視されました。

こんな状態ですので、わたしも学校をやめたいと考えました。でも、父にいえば「ダメだ」というのがわかっていたので、いい出すことはできませんでした。これまで仲よく通学してくれていた近所の友だちも、話しかけてくれなくなりました。

それでもわたしは、まだひとりぼっちではありませんでした。こんな私のそばにいて、支えてくれる友だちがひとりいました。わたしと仲よくしているせいで、その友だちも私と同様に無視されてしまっていました。それでも私と仲よくしてくれたのです。私にとっては、とてもありがたく大切な存在でした。

そんな日々、腹がたって殺してやりたい、と思うほどのできごとがありました。財布を盗まれたことでした。盗んだ人はわかっていました。中身のお金はどうでもよかった。財布自体がとても大切なもので、ブランド品でもなんでもない普通の財布でしたが、誕生日に伯母が買ってくれた、愛情のこもった大切なわたしの宝物だったのです。

いつも逆らうことはおろか、思っていることさえ口に出せないわたしでしたが、そのときだけは違いました。財布だけは返してほしくて、その人たちのところへ行きました。でも結局シラを切られて、財布が戻ってくることはありませんでした。

そんなわたしの高校時代でしたが、仲よくしてくれた友だちのおかげで、何とか3年間通学することができ、やがて、就職活動がはじまりました。

わたしは、地元にはなんのいい思い出もなかったから、どうしても県外に就職するつもりでした。知らない土地に行って一からやりなおしたい、という気もちがありました。父と姉に「県外で働きたい」といいましたが、返事はいつも通り「ダメだ」でおしまい。結局したがうことしかできなかったのです。義母から受けた虐待が、わたしをそういう人間に作りあげてしまったのかもしれません。

　わたしは、しかたなく父と姉が勤めている地元の会社へ就職することにしました。父と姉が、それを望んでいたからです。わたしのやりたいことは、つねにすべて否定されていました。

　父親と姉のいう通りに入社した会社ですが、若い子は少なく、ほとんどが既婚者や年配のひとで、仕事内容にもまったく興味がもてず、ストレスがたまる一方でした。入社して半年くらい過ぎたころ、山口県の関連企業に9カ月間応援に行けるものはないかという話があり、わたしは、上司にまっさきに「行きます」と志願しました。9カ月だけでも逃げだせる。念願の県外だと、浮きたつような気分でした。

　山口の会社は、平均年齢23歳と若く、とても楽しみでした。実際に山口に行き、会社のすぐ隣の寮にはいり、短い期間でしたが精一杯勤めました。みんな若い社員ばかりで、明るくて楽しい職場でした。楽しいと思うと時がたつのも早く感じるのか、あっという間に9カ月がすぎ、山形に帰る日がやってきました。帰らなければならないのが、すごくイヤでした。

山形に戻ったわたしは、心のなかではもう会社をやめると決めていました。そのことを父と姉に話すと、やっぱり答は「ダメだ」。いつもいつも「ダメ」のひとことで自分のやりたいことをすべて否定されつづけてきたわたしは、自分の人生なのに、どうしてひとに支配されなければならないのか、と思うようになりました。

このときだけはあとに引かず、わたしはなんとか会社をやめました。会社をやめたわたしがやりたいと思った仕事は、パチンコ店の店員でした。それを父に告げると、また「ダメ」。当時のパチンコ店は、いまと違ってイメージが悪く、暴力団などいかがわしいところが経営しているパチンコ店もあり、父親のパチンコ店へのイメージはそうしたものでした。

「ダメ」と言われ、なにをするにも反対ばかりされると、やる気がまったくなくなり、働かず毎日遊んでいました。貯金もなくなってしまい、そういうときは短期間だけアルバイトをして、また遊びまわる毎日を送っていました。

そんなある日、姉が父を、

「サチコがやりたいといっているのだから、一度やらせてみたら」と説得してくれました。

姉のひとことで父親のゆるしがでて、わたしはパチンコ店で働きはじめました。19歳から何度か店はうつりましたが、ずっとこの仕事を続けました。やりたと思う気持ちも強かったし、仕事の内容も楽しく、ズル休みもせず真面目に働き続けました。

そんなとき、新しくオープンする店で働かないかという話があり、わたしは誘いに応じてその店で働くことにしました。その店でわたしは、心から好きだと思える男性に出会いました。

それまで何人かの男の人とつきあってきました。でもそれまでのわたしの恋愛はいいかげんなもので、捨てられるのが怖いから、その前に自分から捨てるということのくり返しでした。

でも、その人と出会い、つきあうようになり、わたしは変わったのです。他の男性に見むきもしなくなり、彼ひとりだけを心から愛していました。職場もいっしょ、半同棲状態でいつも何をするにもいっしょでした。でもわたしと彼のあいだには、大きな壁がありました。

彼は、パチンコ店の社長の息子で、国籍は北朝鮮でした。

月日がたつにつれ、結婚したいという気もちが強くなり、たがいの親にその気もちをつたえることにしました。彼の親も、わたしの親も反対しました。それでも、おたがいの気もちは変わらなかったので、交際を続けました。そうしているうちに、彼の親はわたしの仕事ぶりや、わたしの内面を見てくれ、反対しないようになってくれたのです。

でも、わたしの父は絶対に認めようとはしませんでした。父はわたしに、

「認めてほしいなら、家の手伝いをしろ」といいました。わたしは仕事が終わって帰宅するのが深夜の2時くらいでしたが、結婚を認めてほしい一心で、朝は早起きし、洗濯をし、わたしにできる限りの家事をこなしました。

でも、すべては無駄だったのです。父は、わたしがなにをしようと、最初から認める気もちなんて、まったくなかったのです。

わたしは、いつしかそんな日々に疲れてしまいました。そして彼に別れを告げたの

です。すごく悲しくて、つらすぎました。これまで出会った人のなかで、いちばんわたしの事を大切にしてくれて、たくさんの愛情をくれた彼と別れるなんて。わたしは、「他に好きな人ができたから」と嘘をついて別れました。

父親が反対しつづけた理由は、ただひとつ、彼の国籍が北朝鮮だからということだけだったのです。彼と会ったことも話したことも一度もなく、彼の内面も見ずにただそれだけの理由で反対する父に屈し、わたしは大切な人を自分から突きはなしてしまったのです。

それからのわたしは、心から男の人を好きになることができなくなりました。つきあった男の人は何人かいましたが、わたしの心のなかにはずっと彼の存在があり、長つづきすることなく、心から好きになることもできず、心のなかではずっと彼のことを思っていました。

何年かして、噂で彼に彼女ができたと聞きました。わたしの心は複雑でした。

そのころからわたしは、出会い系サイトにはまりだし、心のさびしさを埋める日々がつづきました。そして、そこで知りあったある男性とつきあうようになりました。

その彼は、既婚者で子どももいる人でしたが、わたしは男の人を心から好きになることができなくなっていたので、いまが楽しければいい、とそう思うことしかできませんでした。

そしてわたしが30歳のとき、体に異変がおきはじめたのです。出勤時間になると、突然吐きけや頭痛、動悸におそわれるようになり、仕事に行くことができなくなってしまったのです。その症状は、職場へ休みの連絡をすると同時におさまるのが常でした。

わたしは外へ出るのも嫌になっていきました。休みがちながら、ふつうに行ける日もあったので、仕事はやめずにいました。

このころ、悪いことに、家を出て20年以上になる義母が、家に電話してくるのでした。

「お父さんいる?」と、いないのを承知で日中かけてくるのです。小学生でもない今のわたしなら、強く言いかえしてもよさそうなものですが、実際は義母には何も言えないのです。その電話がくるとその日は気分が悪く、何もやる気がでず、仕事を休み部屋に閉じこもりカーテンを閉めきり、布団のなかでただボーっとすごすのでした。

わたしの症状は次第に悪くなり、カーテンからもれる太陽の光もうっとうしく感じるようになりました。

とりあえず心臓の検査を受けてみましたが、なんの異常もなく自分の体がどうなっているのかまったくわかりませんでした。そうしているうちに、彼に心療内科に行ってみる気はないかといわれました。

わたしは、ずっとイヤだと断りつづけていました。彼には、わたしの状態がわかっていたのかもしれません。こんな日々が続くのならば、としだいに考えるようになり、タウンページを開き、目についた心療内科へ行くことにしました。

診断の結果はうつ病でした。わたしは、その病名をどうしても信じることができません。もう一度ちがう病院に行き、また同じ結果だったら認めるしかないと思い、もう一軒の心療内科へ行きました。

診断は、やはりうつ病でした。信じたくはなかったけれど、2回も同じ結果なら、認めるしかないと覚悟し、治療のため仕事もやめることになりました。

わたしは、2回目に診察してもらった病院で治療することにし、通いはじめました。薬をもらい、それを飲み、一日中部屋のなかから出ず、布団のなかですごす日々がつづきました。彼からの誘いがあっても、なにもする気力もなく断りました。

わたしが通い始めた病院は、評判がいいのかいつも混んでいて、予約制なのに1時間以上待たされるのはふつうでした。やっと自分の名前を呼ばれ、診察室へはいり、日々の苦しさで涙を流すわたしに、ドクターは貧乏ゆすりをしながら、

「患者さんは、あなたひとりじゃありません。一日に50から60人を診察しなければならないんです。あなたに、何分も時間を取っていられないんです」と苦情をいいました。いまにして思えば、心のなかという目にみえないところに病気をかかえ悩んでいる患者に、医者として言うべきことばではないと思います。

診察で眠れないといえば薬が増やされていく一方で、夜トイレに起き、階段の電気をつけると同時に強い薬の作用でふらつき、階段の上から転げ落ちてしまう事もありました。

それでも患者の立場としては、たよるところは病院しかないので、通いつづけまし

た。

そんなある日、わたしはカゼをひいてしまい、扁桃腺がはれてうんでしまい、何日も高熱がつづき、やむなく入院することになりました。

入院中、体調もよくなりかかったころ、陰部にかゆみがおこり、婦人科でみてもらうことになりました。そこでわたしは、婦人科の先生に恐ろしいことを聞かされたのです。

「あなたは、本当にこれだけの薬を飲まなければならないの？　このまま、飲み続けたら確実に生理はとまりますよ」と。

わたしは、そこまで強い薬を大量に飲まされていたのだと、やっと気づいたのです。退院してすぐにタウンページを持ちながら、いろいろな病院をたずねました。

病院選びは、わたしにとって難しい作業でした。ある病院では、いままで通っていた病院の名前を告げると、急に態度が変わり（地元では権威とされている前の病院の先生に遠慮したのでしょう）、

「わたしから見ると、あなたはうつ病には見えませんよ」といわれ、一方的に診療

を打ちきられ、料金はいりませんからと追い出されました。

そんなある夏の日のことでした。

病院には診療時間というものがあり、その日、時間ぎりぎりにたどり着いた最後の病院は、いままで訪ね歩いた病院とはまったく違う、造りも古く、こじんまりとした病院でした。

私は心のなかではきっとまたダメだろうと思いながらも、駆けこむようにはいりました。

名前を呼ばれ、診察室へ行くと、いままでの病院とはまったく違い、普通の家のような和風の部屋でした。わたしは、心のなかではどうせまたダメだろうという気持ちで、先生の問いかけに答え、薬づけにされていたこと、自分の過去、虐待を受けたことを話しました。

すると、わたしの話を聞きおえた先生と看護師さんはわたしにこういってくれたのです。

「サチコさん。いままで頑張って生きてきたんだね」と。

わたしは、そのことばを聞き、涙がとまりませんでした。わたしの心が求めていたことばだったからだと思います。

やっとほんとうの病院を見つけた、という思いと、わたしの心が求めていたことばを言ってくれた、という思いで、わたしは少し心が落ちついた感じがしました。

わたしは、この病院で治療することに決めました。必要以上の薬を飲むこともなくなりました。でも、よい先生と出会えたからといっても、心の病と闘うというのは、自分自身の忍耐と努力が必要でした。それは本当に心の病気になった人にしか理解できない苦しみなのかもしれません。

先生からは、わたしの病気は〝うつ病〟ではなく〝うつ状態〟だと言われ、病気そのものは治るけれど、わたしの状態はよくはなるけれど完治するということはない、と最初に先生にいわれました。そのときは、完治しなくてもよくなればいい、と思っていました。

病院に通いながらも、私はリストカットをやめることができず、出会い系や「チャット」にはまる日々でした。ちゃんと独身の彼氏が欲しい、と思う気持ちと、心の淋しさを埋めたかったのかもしれません。

なにもやる気がおきず、働きたいという気もちはあっても体が動かず、ほとんど部屋のなかだけで過ぎていく日々に、むなしさを感じたり、悔しいと思ったりしていました。

ある日、姉に言われたひとことで私は深く傷つき、怒りが爆発しました。

働いて帰ってきた姉は、私の毎日の生活を見て、

「サチコは毎日ゴロゴロできて、いい身分だね」と。私は、そのことばに耐えきれず、父に、

「お願いだから、この家から出してと懇願しました。姉に言われたことを父に言うと、父は納得してくれました。私は、すぐにアパート探しをしました。

小さいころ、幸せに暮らしていた場所の近くにアパートを借り、はじめてのひとり暮らしがはじまりました。アパートの家賃、光熱費などはすべて彼が面倒を見てくれました。

わたしは先生に、思ったことは口に出していうことをおぼえなさいと指導されてい

ました。自分の心のなかに何でも閉じこめて、がまんすることが身についていたので、少しずつ口に出していうことをおぼえようとしましたが、わたしには難しいものでした。

彼がわたしに求めることに対して、イヤだと内心思っていても、アパートの面倒まで見てもらっていると思うと、イヤでも無理をして彼に合わせることが多かったと思います。いま思えばかなりの苦痛で、病気に対してもよくなかったとつくづく思います。そんなつきあいが3年くらいつづきました。

結局、奥さんにバレた彼は家庭を選び、わたしから去っていきました。そしてわたしは、また出会い系やチャットにはまり、リストカットをくり返すようになりました。OD（オーバードーズ＝大量に薬を飲むこと）をするようになり、アルコールといっしょに薬を飲むと頭がクラクラする、その感覚が気もちよく、そのたびに救急車で運ばれるのでした。

でもそんなわたしを、先生や看護師さんたちは、一度も責めることはありませんでした。

そんな日々、またODしながらチャットをしていて、11歳も年下の男の人とつきあうことになり、わたしのアパートでいっしょに暮らしはじめました。

わたしは、彼が心に病を抱えていると気づいていました。先生に、心にキズを負ったどうしのカップルはよくない、キズのなめあいで、結局はおたがいにより深く傷ついてしまう、と聞いていたので、彼とのあいだに壁をつくっていました。でも、月日がたつにつれ壁もなくなってしまい、先生のことばもほんとうの意味は理解できていませんでした。でも、彼との生活がつづくなかで、やっと先生の言っていることが理解できるようになったのです。

彼は、実母に虐待されて育ち、歳のはなれたわたしと母親をだぶらせるのでした。そのためわたしの精神的負担が大きくなり、体調も悪くなる一方で、わたしはなにもかもがイヤになり、睡眠薬とアルコールを飲み、首を吊りました。

意識がなくなって、ふたたび目をさますと、かたわらに彼がいて、布団に寝かされていました。もう死なせて欲しい、としか思えませんでした。

わたしはそれ以上彼との生活をつづけることに耐えられず、別れることにしました。

わたしのほうから別れを告げたのに、いざ彼がアパートから出ていくとき、「捨てられた」という感覚にとらわれました。

彼が去り、ひとりぼっちの生活に戻り、また孤独感にさいなまれるのでした。ふたたびリストカット、ODをするようになり、大量の薬とアルコールを飲み、ビニール袋を頭からかぶっての自殺未遂もしました。

わたしは、どうしても父と義母への憎しみが強く、殺してやりたいとずっと思っていました。実家に帰るたびに父を責め、私の人生を返してくれ、とののしり続けました。父は、畳に手をついて謝ってくれましたが、許すことができず憎しみが強くなるばかりでした。

わたしは、なにもしていないのに病気を背負わされたという思いで、悔しくてしかたありませんでした。ひとりでいると自分が何をするかわからず、先生に電話をし、入院を頼みました。先生の病院には入院施設がないので、ある病院に紹介状を書いてくれました。

こうして私は、その病院の精神科へ入院することになりました。入院生活は、わたしにとってはもうひとつの地獄でした。部屋にはテレビも何もなく、ベッドの上でただ時間がすぎるのを待つだけでした。飲んでいた薬も変えられ、朝起きるとめまい、ふらつきが強く、薬を飲むのはもうイヤだと思いました。私には、入院している人たちが、薬で余計おかしくなっているようにしか見えませんでした。

10日間の入院でしたが、わたしにはすごく長く感じられました。退院する前日、いつも一服する病院内の喫煙所で会う40代の男性がいて、うまく口がまわらないのに、明日わたしが退院することを知って、

「退院したら、幸せになって」と何度も言ってくれました。心の底から言ってくれているのがわかり、わたしは涙をこらえながら、

「うん、ありがとう」とかろうじて返事をして部屋にもどり、それからは涙が止まりませんでした。

その人は、もう10年も入院しているらしく、病名はわかりませんが、わたしには薬で余計おかしくなってしまっているようにしか思えませんでした。薬のせいか口は不自由ですが、心はすごく素直で純粋なのが伝わってきました。

退院の日、父と姉が迎えにきてくれて、しばらく実家にいる事になりました。薬の副作用なのか、いつも頭がクラクラして、吐きけやめまいがひどく食事もとれないほどで、すぐに服用をやめましたが、1週間くらいそんな状態が続きました。元の病院に通院し、ようやく体調が良くなっていきました。

でも退院してからのわたしは、変わりました。今度自殺未遂をしたら、あの病院から出られなくなると聞き、もう自殺はしない、酒もやめると姉と約束しました。それに自分自身が今回の入院で本当にこりました。客観的に自分を見ることができるようになりましたし、「幸せになって」と心からいってくれた人のためにも生きていかなければならない、と強く意志を持てるようになりました。

わたしはカウンセラーになり、心に病をかかえた人たちを救ってあげたいという夢を持つようになりました。

通院しはじめのころ、先生に借りた本があり、わたしはその本に引きつけられました。その本を読んで、どうしてわたしがこうなったのかすべて理解できて、共感できる部分もたくさんあり、わたしはその著者の本をすべて買い、読みつづけ、独学ながらも勉強するようになりました。

その本の著者は、木田恵子先生といいます。残念ながら、数年前亡くなってしまいましたが、わたしは少しでも木田先生の教えを受けつぎたいと、前むきに考えられるようになりました。木田先生は、日本の医療現場ではあまり取りいれられていない精神分析を実践した方です。

心の病は、傷の深さも人それぞれで、目に見ることができない病気です。その患者の苦しみは、ときには死んだほうがラク、と感じるほどです。でも時間をかければ、かならず治せる病気でもあります。治せる病気で死を選んでほしくないし、負けないでほしいとわたしは願います。患者にはいろんな困難が待ちかまえていますが、それを乗りこえるたびに自分自身が、気づかないけれど強くなっていくのです。

わたし自身が経験したことから、時間をかけてゆっくり治すしか道はない、と実感します。先生に以前うかがったことばで「心の治療、時間をかけて」というものがあります。いまの私は、それが心からわかるようになりました。つらく悲しい過去をもったわたしが、ここまで変われるとは思いもしませんでした。

以前のわたしは、病気にさせられた、という憎しみでいっぱいで、バックの中にナイフを入れて持ち歩いていました。父を責め、義母を恨みつづけた日々。でも、いくら悔やんでみたところで、過去はもどってきません。私は、後悔も憎悪も、すべて捨てることにしました。捨てられた自分に、自分でもびっくりしました。すべてを捨てた自分の心が、少し楽になりました。心の傷が消えることは、一生ないにしても。

今は、父と普通に話せるようにまでなりました。以前なら責めつづけたあげくに発作をおこしていましたが、いまは逆に、あのときは責めすぎたかな、と思えるようになり、父に、

「今までさんざん責め続けて、ごめんなさい」というと、父は、

「サチコが病気になったのはお父さんのせいだから、お父さん責められて当然なんだ」といってくれました。それを聞いて、わたしはもう過去のことで父を責めることはやめました。

わたしはいま35歳になります。自分が病気であることに気づいてから、5年もの月日がたちました。現在も通院しています。ほんとうならば、大学へいき心理学や精神

分析を勉強したい気もちはありますが、経済的にも無理なので、いまはカウンセラーになることを目標にしています。

　わたしの尊敬する木田恵子先生は、医師の資格もなく、古沢《こさわ》平作先生という、フロイトから直接精神分析を学んだ素晴らしい先生の弟子になり、たくさんの心の病をかかえたひとびとを救ってくれた方です。

　木田先生の本に書いてありますが、なんの資格もないのにと、精神科医たちに批判されることがたびたびあったようです。その木田先生自身も心に病を抱えた方でした。だからこそ、たくさんの人たちを救うことができたのだと、私は思います。

「医師免許があるからって、それがなんだ！」とわたしは思います。いろいろな病院をめぐり、それぞれの精神科医を見てきて思うのですが、いまの精神科医は、患者の側に立っていない、とわたしは言いたいのです。「病気にかかったことのない精神科医に患者のなにがわかる！　木田先生を批判する理由なんてどこにもないだろう」と。

　予約を入れても、当然のように1時間以上待たされ、診察は3分間か5分間でおしまい。5分で人間の心がわかるわけがありません。ただ薬をあたえ、患者がつらいといえば薬を増やす、これが精神科の医療の現状です。

患者の心を理解しようとしてくれる、わたしたち患者がほんとうの精神科医と呼びたい医師は、いったいどのくらいいるのでしょうか？　この苦しみから救ってほしい、と思う患者がたくさんいるのに、いまの日本では、治る病気もよけい悪化してしまうのではないか、とわたしは思います。このままでは、心の病気で苦しむひとの数は増えこそすれ、決して減ってはいかないでしょう。

身体の障害は、目に見えます。でも、精神の障害は目に見えません。同じ障害者でも、見えるひとと見えないひととの待遇がちがう、それが日本という国。偏見が強いから、精神の障害に悩む人たちはよけい生きづらいのだと思います。

孤立した彼らは、理解してくれる人もいなく、メンタル系のサイトを見たり、自傷行為の本を読んだりして、悪循環におちいっています。

そういう本やサイトに、いやしを求める気持ちはすごくわかりますが、自傷の画像や写真を載せる一部のサイトなどを目にすると、なんの役にたつのか理解できません。

逆に、私もやってみようか、と思う人たちをあおっているのではないかとさえ、わたしは思います。

　わたしは、いまでは病気にかかってよかったと思います。この苦しみがなかったら、わたしの人生には何ごともなく、平穏であっても浅いもので終わってしまったと思います。苦しみのおかげで、いろいろ考えたり、あらためたりすることがあったおかげで、多少なりとも人間に深みができたと思います。

　この世に生まれてきて、とてつもない虐待を受け、生きる意味も、どうして生まれてきてしまったのかもわからずに育ったわたし。いまは法律が整備され、虐待となるとすぐ逮捕され、ニュースや新聞で報道される時代です。法で裁かれることがなかった、ほんの少し過去の時代に、わたしのように親から傷つけられ、虐待を受けて育ったひとはたくさんいると思います。

　それでもわたしは、先生や病院のみなさんに見まもられ、支えてもらいながらいろいろな障害を乗りこえて、やっと生きることの大切さや、ほんとうの自分を見つけることができて夢を持てるようになり、ここまで前むきに考えられるようになりました。

そしてわたしは、カウンセラーになることを目ざし、一日一日を大切に生きています。

わたしは、心から願います。もっと心の病気に苦しむ人たちに、救いの手をさしのべてくれる人が増えてくれることを。偏見なんて持たないで。他人ごとのように考えないで。うつ病にかかってしまうひとは、年々増えています。誰でもがかかる可能性の高い病気です。

心は、目に見えないものです。心の病に苦しむ人たちのつらさ、苦しさを家族やまわりの人たちが理解し、みんなでささえあい、見まもってくれるようわたしは願います。》

心の病について

「はじめに」でもふれたように、精神疾患は内因性の病気と心因性の病気に大別されます。

内因性の病気には代表的なものとして統合失調症、てんかん、そしてある種のうつ病（大うつ）など、ふつう精神病と呼ばれるものです。

心因性の病気に分類されているのは、拒食・過食などの摂食障害、パニック症状、不登校、ひきこもり、強迫神経症、不安障害などです。

心因性とされる精神疾患の個々の症状のほとんどは、抑圧（無意識の領域に押しこめられて意識上に昇ってこないこと、意識的に行われる「抑制」とは違う）された幼少時の心のキズ（固着）に原因があると見る立場から、こうした心の病は精神分析療法の主な治療の対象でもあります。こうした病気の患者さんは、普通外見からは異常が認められませんが、本人の心の苦しみには想像を絶するものがあります。

こうした心因性の病気の多くが実は母親との幼少期の関係に原因があり、そこの治療には精神分析的な考え方が絶対に必要であるということが、本書の基本的な主張です。

本書で取りあげているさまざまな症例のほとんどすべては、幼少期の心のキズが原因となっていると思われますが、それもそのほとんどが幼児期の母親の愛情不足、または愛情のかたより、あるいは母親の不在によって引き起こされています。このことからも、本書は「母親と子どもの関係の大切さ」を医療の面から説明するということをいちばん重要なテーマとして掲げているのです。

この幼少期の心のキズというのは、子どもと接する母親の、問題となる態度の質や量によってさまざまに異なった現われ方をします。早い人では2、3歳で影響が現われる場合もありますが、多くは思春期に問題が表面化し、それがパニック症状や不安障害、過食症や拒食症などの摂食障害、リストカットなどの自傷行為などの形で現われてくると考えられます。

さて、先ほど「ある種のうつ」と述べたのは、一般にうつ病と診断されているものの9割は、実は心因性のうつ病、あるいは「うつ状態」であり、内因性のうつ（大うつ）とは区別するべきだと、私は考えているからです。これらはカウンセリングによって改善できる可能性があります。

先に「コインロッカー・ベイビーの手記」として紹介したサチコさんの場合も、他の病院から単に「うつ病」と診断されていました。これが内因性の「うつ病」を指すのか、あるいは心因性の「うつ症状」を指すのかがよくわかりませんが、問題はそうした違いを見極めることなく短時間の診察で「うつ病」と判定し、抗うつ剤を処方してしまう現代医療のあり方です。現に、サチコさんの場合、心因性の「うつ状態」であったことは、治療の過程をみれば明らかです。

私はまた、統合失調症と診断された患者さんの中にも、実は心因性の患者さんが数多く含まれていると考えています。

たとえば、2つの病院で統合失調症と診断された20歳くらいの女性が母親とともに来院したことがあります。

顔にはまったく生気がなく、髪をふり乱し、大量に服用する薬のせいかヨダレを流しつづけ、私も一瞬、内因性の統合失調症であると思いました。

しかし、「入院はぜったいに困ります」と必死の形相で訴える母親を見て、私は直感的にこれは治せる、と感じとりました。

そこで私は、母親にいままで通った病院にはもう行かないこと、私が伝えることはすべて実行することを約束してもらいました。

まず、彼女が2つの病院で診断を受けてから私の病院を訪れるまでに1週間たっていなかったので、両病院から処方されている薬を飲まないようにすることを指示し、また母親に、毎日でもよいから子どものことについて相談にくることも指示しました。

その上で子どもの訴えることに耳を傾け、20歳の成人にしては幼稚に思える要求であっても、3歳の子どもが訴えているのだと考え、その要求をすべて受けいれること、過干渉にも無関心にもならず、そっと見守る態度を保ち、ニコニコしながらそばについていてあげることなどを説明し、統合失調症のための薬ではなく、内科の患者さんのための精神安定剤を、1種類だけ処方しました。

母親は約束を守って毎日のように来院しましたが、その間、

「あせらない、あきらめない」
「子どもの苦しみを共有する」
「必ず治ると信じる」
「毎日、心の中で娘の健康を祈る」

などの約束事を重ねていきました。

娘さんの症状は日々目に見えて改善し、わずか2カ月で職場復帰できるほど回復しまし

た。

　半年たってから、母親から大学病院の診断も受けてみたいので紹介してくれと頼まれたので、私は経過を添えた紹介状を書きました。大学病院の教授の所見は「統合失調症と考えられる症状は見られない。両病院の診断は誤診ではないか」というものでした。

　彼女は現在、性格的な偏りが若干認められ、また感情の起伏が人より多少大きい傾向にはあるものの、立派に社会復帰し、もう6年も元気に働いています。

　このように、症状には統合失調症の特徴が現われている場合であっても、実際には内因性のものとは明らかに違うケースがたくさん含まれているのです。先に述べたように、うつ病にいたってはその9割が心因性のものと私は考えています。

　患者さんに寄り添い、過干渉にならぬよう注意を払いつつ、子どもの内なる声に耳を傾けることが、親としていちばん大切なことであると、これまでの臨床例を見直してみてあらためて感じました。

　子どもの立場から考えるとすれば、もっとも辛いことは過干渉よりも親の無関心です。もともと自分自身の生い立ちに問題があり、子どもに対して愛情を示すことのできない親のことをこの本では数多く取りあげていますが、それでも少しでも子どもと接する時間をつくり、スキンシップを重ねることで、逆に母性本能が刺激され、少しずつ愛情が湧いてくることが多いようです。

たとえ、初めは形だけであっても、できるだけニコニコしながらわが子と接するように努めたいものです。

心の病と精神分析

「コインロッカー・ベイビーの手記」にもあるように、現代日本の精神医療は、症状を細分化して診断をつけ、その診断にもとづいて薬を投与し、症状が悪化すれば薬を変えたり増量したりし、逆に症状が軽くなれば薬を減らす、というように病気の現象面だけを見て治療していく医師がほとんどです。そのため、5分間程度の診察時間で診断を終えることが普通に行われています。その問題点は先にも述べました。

ところで、現在では、半世紀前にはほとんど見られなかった不登校、リストカット、ひきこもり、摂食障害、不安障害などの症状を、ごく日常的に目にするようになってきました。統合失調症（分裂病）、躁うつ病など内因性のものとされる古典的な精神病が減少したかわりに、これらの、一般的には心因性（ストレスなど、外的な要因で引き起こされる）といわれる心の病が増えつづけているのです。

しかし、心因性とされる心の病でも、ストレスなどの外部から加えられる原因は発症のきっかけでしかないことが多くあります。ほとんどの場合、心に病を持っている患者さんの症状は、過去にあった問題、とくに幼少期の親子関係についての問題に深く根ざした原因を持ち、それらが思春期に一気に表面化したものが多いと私は考えます。

こうした心の病が増え、またいろいろな場面で「親子の絆」に異常が認められることが多い現代、精神医療の現場に不足し、また求められているのが、精神分析の考え方だと思います。

私の行う一回の診察に長時間を費やす精神分析診療は「5分間診療」とは相入れないものであり、また先に述べた統合失調症や真性のうつ病などの内因性の精神病には、効果が期待できない場合が多いのも確かです。しかし、前記のような心因性とされる心の病の患者さんには、何よりもまず時間をかけてカウンセリングを行う精神分析的なアプローチが試みられるべきだと、私は考えています。

スイスの有名な女性心理療法家G・シュヴィングは『精神病者の魂への道』（小川信男・船渡川佐知子訳、みすず書房）の中で、

「私たちの患者さんのすべては『母性的な母親』の体験を欠いていた」と述べています。

成人してからひきこもりや拒食もしくは過食症、不安障害などで悩む人たちは、愛の乏しい、索漠とした心を満たすことができません。言いかえれば、彼らは孤独で、他人を心から信じることができず、そのためさまざまな症状が引き起こされているのです。

しかも、彼らは自分がなぜ他人を信じることができなくなってしまったのか、その理由を理解しないままに成長してしまった人たちです。

子どもというものはどこまでも母を求める存在です。母の胎内より生まれ出て、母乳で（もしくは母親の与える人工栄養で）育てられる子どもにとって、母親の存在は絶対的なものです。

乳幼児は、母親が彼にとっては過酷な態度をとっても、母親を否定することはできませ

ん。なぜならば、母親の手に抱かれてでなければ生命を維持できない以上、母親を否定することは自分自身の存在を否定するに等しいからです。

乳児が母親に反抗することは、食事を与えられないこと、すなわち死を意味しています。乳児は直感的にそれを感じとり、心の中にそのことが刷り込まれます。

このような強烈な体験を経ているからこそ、母親は子どもにとって絶対的な存在なのであり、祖父母などの代理母はあくまで代理母であるにとどまります。

乳幼児が母親から十分愛情を注がれなかった場合でも、こうした体験から母親を否定することができない彼は、自分の母親に対する負の感情を無意識下に抑圧します。その抑圧された感情が、思春期に一気に表面化し、心の病の症状となって現われるのです。

リストカットの病理

最近、若い女性に目立つリストカットを例に、心の病がなぜ、どのように生まれるかをもう少し詳しく見てみましょう。

リストカットは、10代の女性に多く見られる症状です。その名の通り手首をカッターナイフなどで傷つけるものです。自殺できるような深いキズを作ることはありませんが、習慣化する傾向があります。

リストカットをする人の心理にはさまざまな動機が隠されていますが、基本的には母親や周囲の人たちの注目を集めようとして行うと考えています。自分自身に優しくしてもらいたい、愛情を注いでほしいという願望がかなえられないことに傷つき、「誰も自分にかまってくれない」という喪失感におそわれ、手首を切ることが多いようです。その動機をその人自身がはっきりと意識していることはありません。

リストカットには幼少期の複雑な家庭環境が関係しているのは他の心因性の心の病と同じですが、とくに母親の過保護、過干渉を受けて育った女性に多いようです。母親は厳しいしつけ、習いごと、勉強と、自分が果たせなかったものを娘に託して努力させようとします。娘は幼少時よりこうした母親に振り回されて育っており、自分自身が本当は何がしたいのかわからないまま、母親の指示通りの行動をとります。たとえ、娘自身、したくないと思っていても、母親に合わせて頑張ろうと努力します。このような無理を重ねた代償として、抑圧された感情が思春期に一気に溢れ出すのです。

ところが母親の方は、娘が無理に自分に合わせて生きてきたなどとは思ってもいません し、むしろ、熱心に娘の教育をしてきたことに、誇りすら感じています。

そのため娘はやはり自分が悪かったものと思い込み、自分を傷つけ、血を流すことで母 の許しを乞おうとするのだと考えられます。そのためか、リストカットを体験した患者さ んたちに聞いてみると、「血を見た瞬間にスカっとした」という方がほとんどです。

また、周囲から見捨てられた自分、価値のない自分を手首に映し出し、それを切り刻む ことで自分を罰する、と説明されるものもあります。

また一方では、無意識の抑圧された感情によって、自分を見捨てた親に対する怒り、憎 しみから、親をも同時に傷つけたいという気持ちが働いているのですが、前の項で書いた ように、乳児の時代に母親を否定することは自己否定につながるとする感情が刷り込まれ ているため、直接母親に逆らうことができず、手首を親に見立てて斬りつけている、とい う動機が隠されている場合もあります。

母親を傷つけるのと自分を罰するのでは正反対の動機に思われるかもしれません。自分自身を傷つけること、もしくは他人を傷つけること、という意味の「自傷他害」ということばがありますが、リストカットの心理はまさにそれです。意識の上では申し訳ないと自分を責め、無意識下では母親や他人を傷つけようとする、表裏一体の感情です。

うつ病患者の自殺では、「申し訳ありません」との謝罪の言葉が残されていることが多いのが特徴ですが、この心理も同様です。

リストカットのような心因性の心の病の症状は、もともと真の自分と抑圧された感情、治りたいという気持ちと症状に溺れる気持ちの葛藤によって出てくるものなので、動機についてもさまざまな要因が複合していることがむしろ普通なのです。

近頃ではインターネット上にリストカットやOD（オーバードーズ＝医薬品の大量服用）を体験した人どうしが集まるサイトがあるようです。こうした若者は「メンヘラー」（メンタルヘルスからきたネット語）と呼ばれるそうですが、そうしたサイトをのぞいてみると、自分の症状のひどさを見てもらいたい、お互いに慰め合い、理解し合いたい、仲間がほしいという気持ちと、救いを求める気持ちとが交錯しているのが分かります。

また、心の病の症状には男女や年齢による片寄りが見られ、リストカットは10代女性、

ＯＤは「コインロッカー・ベイビーの手記」のサチコさんのように20代女性に多いのが特徴です。リストカットでは死に至るということがほぼないのに対し、ＯＤは生命にかかわる場合もあり、これは年齢とともに、より攻撃的傾向が強くなっていく結果だと思われます。

一方、男性の場合、リストカットやＯＤの症状をみせる患者さんは極端に少なくなります。これは、男性は一般に攻撃的な性格が女性よりも強く、自殺や殺人を含めた他者への暴力へと進む場合さえあるなど、より強い症状として現われがちだからです。

周囲や社会に大変な不安を与えるリストカットやＯＤですが、抑圧され、瀕死となった魂の救いを求め、真の自分、いきいきとして生命力にあふれた自分を取り戻そうとしている姿だと理解してください。

第2章

精神分析療法とは何か——受容・共感・支持

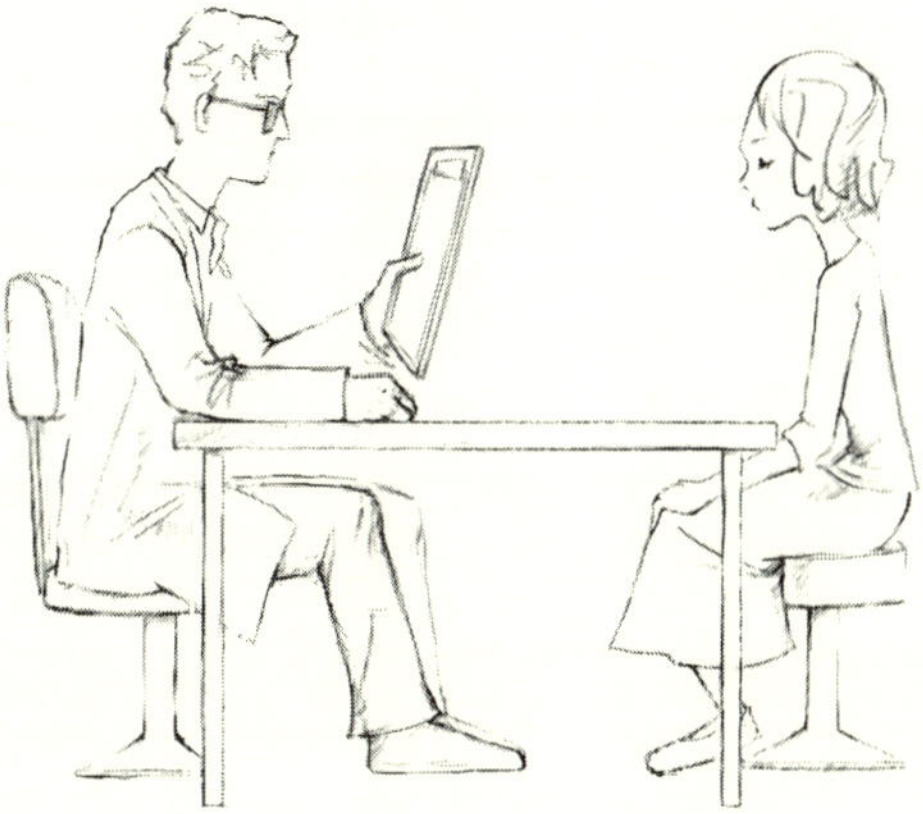

なぜ精神分析が必要か

心因性の心の病は、自分でも原因の分からない不安に悩まされる病気です。不安から起きるパニック、過呼吸、不眠、過食症や拒食症などの摂食障害、リストカットやODなどの自傷行為、そのほかさまざまな症状を伴って私たちの前に現われます。

また、ひきこもりや不登校などもこうした病気の現われであることが多く、したがって周囲の人が甘えや怠惰などの日常的な感情と混同し、自分の価値判断でひきこもりや不登校を悪い生活態度と決めつけてしまうのは、実は非常に危険なのです。「根性主義」など、百害あって一理なしです。

心因性の心の病にかかった患者さんは、何らかのストレスが引き金となって症状が現われてくるのが普通ですが、ストレスはキッカケであって、基本的には幼児期に母親の、もしくは母性的な愛情が不足したことにより心に受けたキズが無意識下に抑圧され（押さえこまれ）、それが思春期にさまざまな症状という形をとって顕在化してくるというのが、私たち精神分析療法を行う治療者の考え方です。

キズが深ければ深いほど症状も深刻で、また小さなストレスが引き金になり得ます。

こうした考え方に立つと、心の病の症状は、母親や他人に合わせて生きてきたために死にかけている自分と、抑圧から解放されて真の自己（自分なりの本来の生き方）を求める無意識の叫びとの葛藤といえます。いわば無意識の世界から発せられるＳＯＳのようなもので、これを治療するには無意識下にあるキズが何であるかを調べなければならない、ということになります。

また、そのキズがなぜできたのかを患者自身が知る（意識化する）ことにより不安が解消され、症状が劇的に軽くなる、とわれわれは考えています。

症状の現象面だけをとらえ、薬の力を使って症状を押さえこむ薬物療法が、「5分間診療」と呼ばれる短時間の診察とともに現在の精神医療の主流ですが、これでは根本的な治療とはならず、心因性のうつなどは、場合によっては悪化してしまったという例も数多くあります。

われわれは精神分析療法こそ根本的な心理療法であると考えます。治療の中心は、カウンセリングという形をとります。

週1回程度の分析では、行動化する、つまり無意識の感情が意識上に現われ問題行動をとる、という現象が起こりうるので、本来の意味での精神分析療法は、毎日または週3回以上、1回1時間をかけて分析していきます。この手法は「自由連想法」といって、50分間くらい、患者さんが楽な姿勢で頭に浮かんだままに自由に話してもらい、その後、分析医が話の内容について5、6分解釈をします。このやり方であれば、行動化を抑えながら、抑圧されている無意識の感情を意識化することができます。

ですから私のところで行う週1回30分から1時間の分析の手法は文字通りの精神分析療法ではなく、より長期間をかけ、患者さんが自分自身で徐々に無意識下の感情に気づくことを待つことで意識化を進める治療法で、「簡易分析療法」と呼ばれています（簡易分析療法は精神分析学の用語で、クライアントからの聞き取り全般を意味する「カウンセリング」とは必ずしも同義ではないのですが、本書では「カウンセリング」という言葉は簡易分析療法とほぼ同じ意味で使っていると考えてください）。

実際の手法としては、現在のこと、過去のこと、思い出せる範囲のことを患者さんに語ってもらい、カウンセラーはそれに対する意見は極力控え、ひたすら聞き役に徹します。場合によっては話しやすくなるようこちらからアドバイスを行うこともありますが、要するに患者さんの子どもの頃、とりわけ幼年期までの過去について、患者さんの知る限りのことを話してもらいます。そうして患者さん自身が日頃は意識していない、心の底にある抑圧された感情が意識の上にのぼってくるのをじっと待ちます。

無意識下の感情であっても、患者さんの心の中にそれがある以上、その正体を見ることができます。しかし、幼少時に抑圧された何かを自分自身の努力だけで意識化することは、ほとんどできません。そこで抑圧された感情を意識化するために用いられるのが、精神分析を応用した技術、つまりカウンセリングです。精神分析の技術を習得したカウンセラーが患者さんに寄り添うことによって、誤りなくこの作業を進めていくということが、カウンセリングの要諦なのです。

カウンセリングの技術

精神分析を応用したカウンセリングの技術の基本、というよりカウンセラーに求められる態度が、「受容・共感・支持」です。

私の医院を例として考えてみますと、最近とくに目につくのが、母親と20歳前後のお子さんが一緒に治療を受けに来院されるケースです。

こうしたケースでは、お子さんはお母さんからいくら注意されても反抗的な態度をとり、じっと黙っていることがほとんどです。

私の医院ではこうした場合、まずお母さんと子どもさんのお話を、別々にうかがいます。

カウンセリングにあたっては、私たち治療スタッフは、「われわれは子どもの味方である」という姿勢を非言語的、また言語的に伝えます。そうすることによって子どもさんは家族間のことや学校や職場での出来事、自分の心の状態について、少しずつ話してくれるようになります。

ある母親は、私たち治療者が子どもの味方をすることに我慢がならず、子どもを叱ってくれる先生を探しに別の病院に行ってしまうこともありました。しかし、その結果、まったく改善が見られず、やはり再来院したということもありました（もちろん、それっきりになってしまった母子もいます）。

とくに旧来の儒教的価値観により、甘やかすから病気になる、しつけは厳しく、という考え方が当然であった時代が長く続きましたが、そうした考えに凝り固まって子どもに接すれば、患者の感情がますます抑圧されていくことだけは確かです。

カウンセリングで話を聞くときにもっとも大切なことは、患者さんに医師やカウンセラーの考えを押しつけないこと、つまり患者さんの考えを否定しないことです。こうした態度をカウンセリングでは「受容」といいます。

そのうえでカウンセリングを進めていくと、患者さんの話の中にカウンセラーが共感できる部分が必ず現われるので、そのときは心から共感し、その気持ちを支持することが重要です。

また、母親からも同様に話を聞いた上で、次は母子同時に話をうかがいます。その際、母親に、先に述べたカウンセリングの基本的な態度である「受容（子どもの言葉をよく聞く）」、「共感（子どもの気持ちを理解する）」、「支持（子どもの支えになる）」が、母親の子どもに対する大切な態度でもあることを説明します。

母親は、頭で理解することができても、いざ実行に移すとなると、なかなか簡単ではありません。母親は、子どもの心のキズにはもちろん、自分自身の心のキズに無自覚であることが普通だからです。しかし、カウンセリングを重ねるうちに、だんだん理解できるようになっていきます。

そして、カウンセリングの進行にしたがい、母親がみずからの子ども時代に自分の家族（多くの場合はやはり母親）から受けた心のキズに気づき、涙する場面もひんぱんに見られます。

母親と子どもの間に、共通の理解が生まれるのはその時です。そして母親が自分の幼少期の心のキズをいかにわが子に押しつけてきたかに思い至り、子どもに謝る場合が少なからずあります。

そうして母子の間に共通の感情が流れ、それによって子どもの症状が急速に改善することが大切です。

ある20代の母親の診察をした時のことです。

彼女は自分自身の母親のことをとても理想化して話していましたが、その顔は能面のようでした。しかし、彼女の生い立ちまでさかのぼって話を聞いていくうちに、彼女は兄と弟をヒイキし、自分には無関心であった母の態度（最悪の虐待といってもよい）に気づき、その瞬間、彼女の顔は怒りに満ちあふれました。

しかし、さらにカウンセリングを続けるうち、彼女は自分の母親が祖母によって同様の差別、虐待を受けていた事実に行きあたり、また自分への虐待の原因を知ることによって母親への怒りが薄らぎ、徐々に穏やかな顔つきにもどりました。

このように抑圧した感情が意識化され、それをはっきりと自覚し、その上でものごとを客観的に見つめられるようになると、症状が急速に改善することが多いのです。無意識下から引っぱり出して客観的に眺めてみれば、不安の原因は取るに足りないものであった、ということもよくあります。たとえば、子どもの時に大きな川に思えたものが、大人になってから見ると小川にしかすぎず、「なんだ」と拍子抜けする、といったような体験は誰にでもあると思いますが、それと同じことです。

また、お母さんがわが子を抑圧していたことに気づくことによって子どもへの接し方が変わり、子どもの症状が急速に軽くなる場合があります。こうした例では、子どもさんの年齢が若ければ若いほど、そのことによって治る可能性が高くなるようです。

お母さんがなぜ無意識のうちにわが子を抑圧してしまうのか？　カウンセリングしてみると、そのほとんどの場合でお母さんがそのまた母親に抑圧を受けていた場合がほとんどです。自分が子どもの時に母から与えられた心のキズをわが子にそのまま与えてしまった、そのことに母親が気づいた時、初めて子どもが救われるのです。

精神主義では治せない

かつて阪神大震災の被災者の方たちが、

「全国の善意の人から『頑張れ』と励まされるほどストレスを感じることはない」という意味のことをおっしゃっていました。なぜか、といえば答えは簡単で、自分の力ではどうしようもない状況だからです。同様に、うつの人に対して「頑張れ」とハッパをかけることはよくない、ということは一般にかなり浸透してきているようです。

しかし、うつであっても不登校やその他の心の病の患者さんも、程度の差こそあれ、前述したスイスの心理療法家・シュビングの言う「母性的な母親の愛が不足して症状が引き起こされている」という点ではまったく同じです。こうした人たちにやみくもに「励ましの言葉」をかけるのは逆効果というよりも、はっきりと有害です。

「頑張れ！」

「甘ったれるな！」

「自立しろ！」

などということは、無意識の心のキズにもがき苦しむ人を苦しめるだけです。しかし、多くの患者さんは、家庭でも、学校でも、職場でも、ひどい時は診察室においてさえ、このような「善意の励まし」を受けつづけます。

こういった心の病に苦しむ人が急速に増えている今だからこそ、精神分析が必要なのです。

不登校、引きこもり、リストカット、拒食症、過食症、パニック症候群など、本書で示されるさまざまな心の病や、またそれにともなう不眠、焦燥感、脱毛、動悸、乗り物酔い、吐き気、食欲不振などは、現代人に特有のものと思われがちです。

もちろん、情報化と反比例するように、個人の孤立化が急速に進んでいる時代背景が、こうした症状に大きな影響を与えているのはまちがいありません。

しかし、くり返しお話しするように、乳幼児期に植えつけられる無意識下の抑圧によって人間は意識下の感情に制約を受けているのであり、なかでも、母親との関係のあり方によって精神的な成長が大きく影響されるということは、これらの精神疾患が、人類という生物が宿命的に持っている病であるということを暗示しています。

無意識下の抑圧された感情は、通常、周囲の方に分からないのはもちろん、本人にすら自覚されることはありません。そのため、周囲の人には病気と認識されないことが多いのですが、本人の苦しみは大変なものです。

また周囲に異常を伝えるサインが出たとき、心の病に理解のない第三者が甘えであるとか、怠惰であるとか、本人の気持ちの弱さに理由を求めようとすることが多くみられます。

しかし、「病は気から」の精神論では病気は治りません。

薬物療法VS精神分析（症例＝うつ病）

「受容・共感・支持」は、カウンセリングを行う際の基本となる言葉で、クライアントに対する時に不可欠なカウンセラーの態度です。

先にも述べましたが、現在の精神科の診療は、５分程度の面談と薬物投与が中心です。精神分析や教育分析を受けた精神科医や精神保健指定医は、地方にはほとんどいなくなりました。

東京など大都会にはそうした治療を行うクリニックもありますが、それらは多くが自己負担となっており、残念ながら一般の市民に通いやすい場所ではありません。

もちろん、現代は時間や経済が何よりも優先される時代で、昔ながらのたっぷり時間をかける精神分析が、時代に合わなくなってしまった、という背景があります。

しかし、ここで紹介するヒデキさんの場合は、５分間治療と薬物療法では効果があがらなかったものを、時間をかけたカウンセリングの結果、症状も改善し薬品の服用も大幅に減らすことができたという例です。

数年前の桜の季節でした。5年間、他のいくつかの病院でうつ病の治療を受けてきたヒデキさんという50歳間近の患者さんがやってきました。訪れた病院はいずれも3分から5分の診察時間で、処方される薬品の量だけがいたずらに増えていきました。さらには「人格障害」というヒデキさんにとっては不気味な病名までがつけられ、医者に対する不信感は増すばかりです。

病院めぐりの最後に私のところにきた時には、脱毛、ろれつが回らない、記憶障害のうえ、とうとう自殺未遂まで引き起こした、という状態でした。

診断初日のヒデキさんは過去の記憶が曖昧で、話していても話の順序が飛んでしまったり、突然、放心状態に陥ったりしました。

私は週1度、30分から1時間をかけて、仕事のこと、家庭のこと、生い立ちのことから病院めぐりの苦労まで、じっくりヒデキさんの話を聞くことにしました。それと同時に、とにかく薬の量を減らすことを実行しました。

ヒデキさんは、高校卒業後一流企業に就職、早い時期からトップセールスを誇る営業担当として活躍していました。ところが就職7、8年後から会社全体の業績が思わしくなくなり、社員のリストラがはじまりました。ともに頑張ってきた同僚がひとり、またひとりと消えていくのは、耐えられないさびしさです。

残った社員の仕事量は増え続け、営業で回りきれない顧客も出てしまい、とうとう会社の業績は立ち直れないほど悪化してしまいました。

ヒデキさんはこの頃からだんだん気分の落ち込みがひどくなりはじめ、食欲がなくなり、会社に出勤することができなくなってしまいました。

思いきってある心療内科を訪ねたヒデキさんは、そこで思いもよらなかった「うつ病」という診断を下されます。そこから5年間、この病気と闘うことになりました。

会社は、それまで会社のために人一倍頑張ってきたヒデキさんがうつ病を発症したことに理解をみせてくれて、3度の長期休暇を取らせてくれました。また上司や同僚も、ヒデキさんに同情し、いろいろ便宜をはかってくれました。しかし、厳しい経営環境のなか、社員の評価は数字がすべてであり、個人個人の気持ちを考える雰囲気はすでに職場から失われつつありました。

仕事に行くと奥さんに告げて家を出たものの、職場にはたどりつけずにパチンコ店に向かい、しかし駐車場で車から降りたとたんに倒れ、近所の人からの電話であわてて奥さんがかけつける、というひと幕もありました。

ヒデキさんはうつと診断されてからの5年間、奥さんによって周囲にアンテナを張りめぐらされ、常に監視されている気がしてなりません。一方、奥さんのほうでは、ヒデキさんの病気は5年前から始まったのではなく、実はヒデキさんは結婚前から心のジレンマに悩まされてきたことに最近気づいた、といいます。

ヒデキさんは、漠然とした不安にかられて、突然、奥さんにものすごい暴言を吐くことがあります。また、話をしているうちにだんだんと興奮状態になり、時間が経つうちに何の話をしていたのか分からなくなってしまうこともしばしばです。

奥さんは、なぜここまでのことを言われなければならないかと悲しくなりつつも、今はヒデキさんが奥さんに何かを聞いてもらいたがっているのだと考え、だまって聞いてくれました。

　その奥さんもヒデキさんの話の中に甘えたがっている部分を感じ取り、「私はあなたの母親じゃないのよ」と思わず抗議したこともあります。

　ふたりには息子と娘がいます。昔からヒデキさんは、息子さんがつきまとい、膝の上にあがったりすると、「甘ったれるんじゃない」という気持ちが、ムラムラとわいてきたそうです。ところが当の息子さんは、もう成人しているのに、ときどき甘えてヒデキさんの背中に乗ってきたりするそうです。

「ハンバーガーを買ってきて」とねだる息子に、4つや5つのハンバーガーを買えないという変な見栄から、20個ものハンバーガーを買って帰り、感謝されるどころか「食べきれない」と逆にすねられる、そんな不安定な親子関係です。

　さて、ヒデキさんの母親は厳格な人で、父親は逆に柔和な人でした。ヒデキさんはお兄さんとの二人っ子でしたが、お兄さんは学校の成績が良く、母親のお気に入りでした。

　お兄さんに期待した母親は、お兄さんが欲しがるものは何でも買い与えました。反対にヒデキさんには、お兄さんを見習うようにと小言をいうばかりで、欲しいものを買ってくれることなどついにありませんでした。つまりヒデキさんのお母さんは、あらゆることを、モノやお金ではかろうとする性格でした。

ヒデキさんは、熱烈な格闘技ファンであり、また渓流釣りの愛好家です。

大企業のトップセールスマンとなったことをみても、彼の心の中に、他人に負けたくない、どうしても勝ちたいという気持ちがあることは想像できるのですが、私は、無意識下に母親によって兄と差別されたという怒り、兄にだけは負けたくないという気持ちがあって、それがヒデキさんを格闘技の観戦に走らせているのだと判断しました。

ヒデキさんは怒りにかられている間は、我を忘れていられますが、そのような強い怒りを長く持続することはできません。ひとたび怒りから覚めると、空虚な気持ちが襲ってきます。そのためヒデキさんは強い怒りを感じた後には、必ずといっていいほど、誰もいない空間で静かに釣り糸をたれます。そうすることで、その空虚な気持ちをしずめていくのです。

ところでお兄さんの方ですが、お母さんに愛されていたのは確かですが、お母さんは自分の思い通りになる対象として愛したにすぎないので、お兄さんはその愛を繋ぎとめるために無意識のうちに母親の期待に合わせ、自分自身の意思を押し殺し、自主性に欠ける性格の子どもとして育っていきました。

いったん他人に合わせる習慣が身につくと、個性がつぶされ、いろいろな精神的ひずみが生じてきます。

母は、兄が大学を卒業すれば跡継ぎとして実家に帰ると、当然のこととして思っていました。しかしお兄さんは母親の思い通りになることに初めて抵抗し、東京で就職、次いで結婚してしまいました。

その結婚生活も長持ちはせず、離婚し、ついで失職、ついには借金を重ねて生活は破綻、あれほど期待してくれた母親の死をきっかけに自己破産し、現在は生活保護を受けてひっそりと暮らしています。

母親の死の前に父親の死とも直面したヒデキさん兄弟ですが、ヒデキさん自身は、「父の死は悲しい出来事だったが、母が亡くなった時には、涙ひとつ出るということもなかった。それどころか、葬式にすら、出席しようという気持ちがまったく起きなかった」と回想しています。

いま、ヒデキさんの胸には、母親を憎む気持ちと慕う気持ち、そして母親のすべてを忘れてしまいたいという3つの気持ちが交錯しています。単純な憎しみとも断定できないこの複雑な感情が、時として奥さんへも向けられ、時に甘え、時に依存し、また時には理由のない怒りがぶつけられているのです。

母親の偏愛は、期待に押しつぶされた兄と反発してがんばる弟という、正反対の反応を引き起こしました。しかし両者ともに不安定化するという、同じような結果を招いています。母親の正常な愛を失った結果の、裏表の現象です。

当院での初診時、ヒデキさんは確かにうつ症状を呈していました。しかしカウンセリングを通じ、自分がカウンセラーに支持されていると感じることで落ちつきを取りもどしはじめ、自殺願望も徐々に消えていきました。渓流釣りには熱心に打ち込んでいます。

現在のヒデキさんは、すでに仕事に復帰し、薬も1種類を服用するのみです。

仕事について、家庭について、生い立ちについて、患者さんの話のすべてをよく聞き、受容し、共感し、支持することで、うつ状態から回復できた好例だと思います。

母親のカウンセリングで子どもを治す（症例＝ひきこもり）

ここで、症状の出た本人ではなく、幼少期にその原因となる行動をとった母親の子どもに対する接し方を変えてもらうことにより、症状が改善した例を紹介してみましょう。

ミツルくんのお母さんは有能な公務員ですが、ミツルくんがひきこもりになり、当院に治療にお見えになりました。

お母さんの話を聞くと、ミツルくんは小さい時から稽古ごとと勉強でたいへん忙しく、近所の子どもたちと遊ぶヒマもないほどでした。

ミツルくんは小中学校を通じて反抗期もなく、おとなしく育てやすい、手のかからない自慢の息子でした。

ところが、大学受験を境に急に反抗的になり、ひきこもりになりました。

母親がいくら注意しても言うことを聞かず、そればかりか注意すればするほど暴力的な行動をとるようになったと、お母さんはグチるように話しました。

次にミツルくんに別室で話を聞くと、両親は自分の話を理解しようとしない、会話をしていても中身がすれ違うばかりだ、と言います。

聞き終わった私が、

「きみはいままでご両親に合わせようとずいぶん無理をしてきたんだ。もう無理をするのは限界だよね」と語りかけると、ミツルくんは突然、さめざめと泣きはじめたのです。

しばらく経って、再度母親に面接しました。母親は自分のきょうだいとその子どもたちが、そろって一流大学出身なので、自分の子どもも一流大学に入れたいと強く思いました。そのお母さんの過度の期待が、知らず知らずのうちにミツルくんの心を圧迫していったのです。

カウンセリングを進めるうち、お母さんが自分自身の劣等感を解消するために、ミツルくんを自分の思い通りの姿に育ててあげようとしてきたことを、お母さん自らが理解しました。

それと同時にお母さんはミツルくんの苦しみを理解し、それによってミツルくんへの接し方が変わりました。

つまり、ミツルくんの長所を認めるように心がけ、その子なりの生き方をじっと見守るようにつとめました。

その結果、ミツルくんはお母さんに受け入れられている、愛されていると実感できるようになり、安心して自分の好きな道に進むことができるようになりました。

このお母さんの幼少期を見てみると、やはり厳しい母親にあまり甘えさせてもらえずに育っていました。幼少期のこうした愛情不足こそ、現代の心の病の大きな原因であり、負の連鎖を生み出してしまっているのは、疑いのないところです。

徹底的に患者の話を聞く（症例＝不安障害）

次にお話しするケースは、幼い時の家庭環境、その中でもとくに母親と子どもの関わり方が問題になった例です。お母さんの子どもに対する片寄った接し方によって、感情が押さえつけられたまま成長してしまった患者さんがいました。それがカウンセリングによって、押さえつけられた感情を自分自身ではっきり自覚してもらうことで快方に向かった、という点にご注目ください。

ある日、25歳くらいの男性の患者さん（ユージくんということにしましょう）が、どうにも不安でしょうがないといって治療のため私の心療内科にやってきました。小さい時、お父さんとお母さんは共働きで、ユージくんは同居しているおじいちゃん、おばあちゃんに任せられて育ったそうです。ユージくんは3人きょうだいのまん中で、ちょうど3歳上にお兄さん、3歳下に妹さんがいます。30歳ころから仕事に対してまったく自信がなく、いつも不安で落ち込んでいて、仕事中は緊張でビクビクしている、と言います。

ユージくんは初めの頃、自分で不安の原因を見つけようと、心理学関係の本を何十冊も読みあさりましたが、結局、何も変わらずこれはダメ。そこで、いろんな心療内科をかたっぱしから受診してみたけどこれもダメ。なかには、「自分の道は自分で切り開きなさい」と立派なことをユージくんにアドバイスしてくれる先生もいたけれど、それを聞いてますます萎縮してしまったそうです。それは無理もないと思います。どうしたらいいか分からず、途方に暮れて専門医を尋ねてきているわけですから。

ユージくんは「ボクは一生、ビクビク不安なまま生きていかなければならないんでしょうか?」と、絞り出すようにして口を開きました。

こういう時、私は斜め45度の角度で、患者さんと目と目を合わせないようにして座ります。こうすることで患者さんにはプレッシャーがかからず、楽な気持ちで自分のことを話せるようになるからです。

そうしてじっくり時間をかけて話すうち、幼いころユージくんを育ててくれた祖母の話になりました。ユージくんは「おばあちゃんにはよくしてもらった」と感謝しているのに、一方で「だけどおばあちゃんは厳しかった」という話になるとなぜか目に涙を浮かべている。

それから家族の話になり、とりわけお母さんの話になると、涙がポロポロこぼれてもう止まらない。自分の感情をコントロールすることができなくなってしまうのです。

それからもしばらくの間、ユージくんには診察に通ってもらって子ども時代のことを思いつくままに話してもらったのですが、母親や祖母のことに触れると決まって涙を流す、という不思議なことのくり返し。

そうしているうちに、ユージくんの母親が病気になって長期入院ということになってしまいました。

入院している間、ユージくんの妹さんは一所懸命お母さんの看病をしているのに、ユージくん本人はどうしてもお母さんのお見舞いができない。「ボクはほんとうに良くない、いや悪い人間です」とまたポロポロ涙を流している。気持ちの上では、お母さんを看病しなければと思い、実際に何度も病院に行こうとしたそうですが、病院に向かう途中で不安の発作が襲ってきて、どうしても病室まではたどり着けなかったそうです。

昔から妹さんがどんなことでも母親に話をしたり、甘えたりできるのに、ユージくんには母親との間にぼんやりした壁のようなものが感じられ、また母親にどうしても遠慮してしまう自分がいて、話したり甘えたりすることができない。子どもの頃からそれが辛かったと、ユージくんは泣きながら話してくれたのです。

もちろん、ユージくんの母親には、3人の子どもを差別して育てたという気持ちはまったくないはずです。でも、無意識のうちに差別してしまう、ということが人間にはあるのです。

私を相手に子ども時代の話を語りつづけるうちに、ユージくん自身がそのことに気がつきはじめました。つまり、生まれた順序によって、母親のきょうだいに対する接し方が変わっていったのです。

初めての子どもであるお兄さんと、末っ子で甘えんぼうの妹さんには、お母さんはごく普通に愛情たっぷりの接し方ができました。しかし、まん中のユージくんだけは、お父さんとお母さんが共働きで忙しい時期だったこともあり、おばあちゃんに任せっきりで育てられました。いうなれば愛情のエアポケット状態で、母親と接する時間も短ければスキンシップも薄く、その微妙な違いから、ユージくんは母親にうまく甘えられない子どもに育ってしまったのです。

「おばあちゃんが厳しかった」と涙を流すところから、実はユージくんは祖母に対しても遠慮する気持ちを持っていたことが分かります。

祖母とお嫁さんである母親の間には微妙な対立があるのが普通で、また祖母は子どもにとってあくまでも代理の母親であることを考えてみれば、ユージくんの子ども時代は孤独で、寂しがり屋で、ビクビクしながら育っていったということが推察できます。

古風というべきか常識的というべきか、とにかく祖母にも母親にも長男は跡継ぎという考えがあり、そのためお兄さんには特別に大事に思う気持ちが働きました。逆に妹さんの時は、父母ともに働いていましたが、ふたりとも職場から帰ると少しでも時間がある限り、妹さんをだっこしたりしてものすごく可愛がったそうです。年の離れた末っ子で唯一の女の子ということであれば、ユージくんのご両親ならずとも無理からぬところです。

ユージくんはカウンセリングを受けている初めのうちの何回かは、自分と兄、妹の間に差別があったとは気づいていませんでした。しかし、私にくり返し家族の話をするうちに、母親が自分ときょうだいたちとの間に微妙な差別をつくっていたこと、その差別のために自分が母親への感情を押し殺してしまうようになっていたことに気づいたのです。

「先生、ボクお母さんにとっては兄ちゃんや妹ほど大切じゃなかったみたいだ」というユージくんに、それまでうなずいたり、相づちを打つ程度でただただ聞き役に徹していた私が、「辛い思いをしたんだねえ」と一言つぶやくと、ユージくんの心のカギがはずれました。

自分の直面する現実と、抑圧された無意識下の感情が葛藤し、差別されていた自分の姿に気づいた結果、ユージくんに怒りと悲しみの感情がこみ上げてきました。そしてユージくんはその日、私の前で30分以上も泣き続けたのです。

しかし、不思議なことに、そんなことがあってから、母親の病室に普通に行けるようになったと、その次のカウンセリングのときにユージくんは晴ればれした顔で私に言ってくれました。「心の底から笑えるようになりました」と目を輝かせながら話してくれたのです。

ユージくんの例は、対話によって子どもの時の無意識の抑圧をはっきり意識することにより、不安の症状が治ったという例です。

説教や説得、自分自身で原因を探る、などのやり方では、ユージくんのような患者さんはなかなか治りません。カウンセラーが患者さんに協力して、何度も何度も面接し、長い時間をかけて押さえつけられている感情を探し出し、無意識の気持ちをはっきりと意識してもらうことが大切なのです。

もちろん、カウンセラーは専門家でなければならないが、こちらからはあまり意見を言わず、徹底的に患者さんの話を聞き、共感できるところではうなずく、というくらいに抑えて、どこまでも患者さんに向き合っていくことが大切だと、私は考えています。

抑圧された感情の大きさで症状の重さが変わる（症例＝うつ状態）

うつ状態の患者さんの場合、無意識の領域に抑圧されている感情の強さによって、回復への道のりも変わってきます。一般に、幼少時の環境に関係する何らかのキズを抱え込んだ人が多いのは確かですが、おもな原因がそうしたものよりも過労やストレスにある場合、むしろ回復が早いことが多いようです。

たとえば、不眠や倦怠感を訴えて来院した、40代後半のシンタロウさんの場合です。

シンタロウさんは来院の半年ほど前に、勤めている会社の工場長に抜擢され、生来の責任感の強さから猛烈に働きました。

出社時間は朝7時20分。午後5時過ぎ、いったん帰宅するものの、夕食を食べるとすぐ工場にトンボ返りし、就業時間の午後8時まで製造ラインを点検します。

自分でもかなり無理をしていると思うが、仕事自体はとても楽しい、とシンタロウさんは言います。

家族構成は祖父母、父母、4つ上の姉と、ここにも母親の愛情が不足しがちな要素が隠れているようにも思いましたが、シンタロウさんの場合、おもな原因はハードワークであると考えられました。

症状や生活についての話を30分ほどうかがい、睡眠導入剤だけ処方して初診を終えました。

ところが2週間後の2度目の来院時は、もうすでに見違えるほど回復していたのです。

シンタロウさんは、思い切ってカウンセリングを受け、じっくり話を聞いてもらっただけで、かなり気持ちがラクになり、次の土曜日、仕事のことを考えないようにしてゆっくり寝ていたら、ウソのようにスッキリしたそうです。

そしてさらに2週間後の診察では、睡眠導入剤がもう必要ないと判断できるほどでした。

7月にも来ていただきましたが、おそらくストレスが原因であったと思われる腰の痛みもすっかり治って、全快ということになりました。

生い立ちの環境にも原因の一端があったのは確かですが、あったとしてもその度合いは小さく、現在の自分を客観的に見つめることで完治した例です。

次の例は、シンタロウさんの例とよく似た状況ではありますが、治療に2年以上かかっており、全快まではあと一歩、という例です。

一昨年の2月から通院してもらっているマモルさんは、現在38歳の自衛官です。その2月の初め、深夜の訓練明けに過呼吸の発作を起こし、相談のため来院されました。マモルさんは入隊18年目の優秀な自衛官で、もともとスポーツで体を鍛えるのが大好きだったこともあり、これまでは訓練も難なくこなしてきましたが、数年前から動悸・不安・緊張・不眠などの症状に悩まされるようになっていました。冬の間は、訓練がなくても朝3時か4時に目が覚めてしまう、ということです。

幼少期、両親が共働きで祖父母の世話になっていたことなど、ここにも愛情不足の条件があると思いますが、直接のキッカケは、年齢的なこともあり、ハードな訓練に疲れてしまったことにありそうです。

マモルさんには奥さんと男の子が一人いますが、キャリアウーマンの奥さんはマモルさんにいわせると「ガミガミいうタイプ」だそうです。

興味深いことに、マモルさんはひとりで奥さんの実家に泊まることが好きなのだそうです。お盆の時など、奥さんや子どもが行かなくてもひとりで何泊も滞在します。非常に落ち着くそうで、その理由をマモルさんは「お客さんでいられるため」と自己分析しています。

初診時には抗不安剤と睡眠導入剤を処方したのですが、マモルさんは2回目の診察時には「不安がとれ、睡眠導入剤も必要なくなった」と明るく言っていました。

ところが、症状は一進一退をくり返します。カルテに沿って再現してみます。

3月「不安で急に目が覚め、落ち着こう、眠ろうと努めた。後頭部に冷たい感覚」

5月「同僚の自殺を知り、自分も死ぬんじゃないかと考えるようになった。仕事がきついためでしょうか？　休養が必要ですか？」

6月　自殺願望があり、24時間の管理治療が不可能なため、本人の希望で自衛隊病院に紹介状を書く。何度か通うが、カウンセリングの時間や内容に不満があり、断念。

同月　他の病院で頭部ＣＴを撮影。異常なし。

7月　時々パニック。「道路工事の音がして眠れない」。導入剤を飲まずに寝ようとするが、2時間で起きる。
7月末「死んだほうがマシ」。薬に不安を訴え、安全性を説明しても「頭が痛くなり飲みたくない」
8月　事務職に転換。夏の暑さ、クーラーの寒さに耐えられず、胃の痛みもある。月曜日は仕事に行きたくない。いやな仕事の予定があればとくに。
8月　奥さんの実家。「義理の両親は話をよく聞いてくれる」。子どもさんの自転車遊びなどにつきあう。子どものことを考えると涙。「楽なことを選ぶ自分が許せない」と自分で自分を責める。「今まで気にならなかったことが気になるようになり、まわりの冗談が冗談に聞こえない」
8月末「変わった部署もしっくりこない」「仕事をやめようとまで思っている」「ひとりになると不安」
9月「上司が苦手で、からかわれていると感じる」。仕事を任される量が減って、いろいろ小言を言われると感じる。部隊では指揮官のため叱られるということがなかったが、今の部署では上から叱られ下からからかわれ、「昔のイヤなことを思い出す」
10月　あと3・5日しか有給休暇がなく、表面的には落ちついているが、それを思うと不安。職場に行く朝がつらい。時計の音やヘリコプターの音が気になる。自分の訓練してきた苦手なこと（ロープでヘリから降下）を連想。
10月末「眠るタイミングがわからなくなってきた」

マモルさんは幼児期の愛情不足のため、厳しい訓練に耐えるための心の強さが十分ではなかったと考えられます。この間、私たちはひたすら聞き役に徹していました。

5分で終わる今どきの診察と違い、私たちのカウンセリングは30分から40分の時間をかけて聞いていきます。このため、私たちがマモルさんの一種の仲間とマモルさんに認知され、彼を孤立から救う効果があったと思います。

それから1年、地道にカウンセリングを続け、またようやく職場での仲間もでき、徐々に心の平静を取り戻してきたマモルさんは、素晴らしい趣味を見つけました。

若いころ大型バイクにあこがれていたマモルさんは、心機一転、教習所に通って免許を取り、晴れてライダーとなったのです。

バイクショップのオーナーをはじめ、ツーリング仲間もできたマモルさんは、ぐっと明るくなりました。何より、自然の中を疾走し、風や陽ざしを全身で感じることのできるオートバイは、生のカラダがスピードによる危険にさらされるだけに、マモルさん自身が自分の存在を実感することのできる遊びです。

そして何よりも、「仕事を離れたところで自分のしたいことを素直にやってみよう」というマモルさんの決心が、マモルさん自身を救ったようです。

カウンセラーの代理母効果（症例＝自殺願望）

先に述べたように、本書のテーマのひとつは、乳幼児期に母親からの愛情を十分に受け取れなかった子どもは、思春期以後に心の病にかかることが多い、ということを実際の例に沿って見ていくことです。

そして、精神分析療法の手法の基本は、カウンセラーが過干渉にならず、さりとて無関心でもなく、患者さんに親身に寄り添って徹底して話を聞き込んでいくことにより、無意識の領域に潜む抑圧された自分の感情、その感情が生み出された原因について患者さん自身が意識化していくことをサポートすることにあります。

すでに見てきたように、抑圧されていた感情と正面から向き合い、それから逃げずにしっかりと自覚することで、患者さんの症状が大きく改善することが多いのです。ある意味では、カウンセラーの態度には、患者さんが幼児期に得ようとして得られなかった理想の母親の姿に近いものが求められます。

昨年2月の大雪の朝、自殺願望に悩む28歳のタツヤさんがカウンセリングに訪れました。当院については、職場の同僚で当時つき合っていた女性が、以前職場のいじめに悩んで当院のカウンセリングを受けたことがあり、その彼女の紹介でやって来たそうです。

半年前に職を失い、「夢をなくした」というタツヤさんは、不安、不眠の症状が続き、最近では気がつけば死ぬことばかり考えてしまっているそうです。

タツヤさんはいくつかの心療内科を回りましたが、5分間に満たない診療時間の中で抵抗感や圧迫感を感じることが多く、また薬物中心の治療には不信感がぬぐえなかったそうです。

　タツヤさんのお父さんはタツヤさんが幼いとき脱サラし、小さな電気関係の会社をはじめました。お母さんもその会社で一緒に働き、子どもたちに向き合う時間は少なかったようです。

　タツヤさんには最近多く見られるアトピー性皮膚炎とぜんそくの持病があります。

　タツヤさんは小さいころから、「したいことがない」子どもでした。母親に勧められるがままに空手の道場に通ったりはしましたが、楽しいとはまったく思わなかったそうです。

　両親の希望で県立の高校から地元の短大に進学、無難に就職しました。最初の年は接客を担当、2年目からは事務職となりましたが、特別やりたいと思って就いた仕事でもないので、まったく興味が湧かなかったと言います。

　職を失っているタツヤさんは現在、お父さんの会社を手伝っていますが、ただ、会社を継いでくれと頼まれたことはないそうです。

　タツヤさんは先輩上司との関係が悪く、そのために仕事がうまくいかなかったと言います。ある日、彼女に悩みを打ちあけると、

「そんなにいやだったら、辞めちゃえば」と言われ、翌日に辞表を出したそうです。

辞めてからのタツヤさんは、

「辞めたから心の具合が悪くなった」

「彼女が辞めろと言ったのが辞めた原因」という論法で、常に外に原因を求める態度です。

その彼女とはカウンセリングに通う間に結局別れてしまったのですが、彼女はタツヤさんに対して過干渉な面があり、よく話を聞いているうち、タツヤさんのお母さんと非常によく似たタイプの女性であることに、タツヤさんも気がついてきました。

タツヤさんのカウンセリングは、おもに当院の女性の心理療法士があたったのですが、うまくカウンセラーが母親がわりの役割を果たすことができ、心の中を何でも吐き出せる環境が整いました。

いつになったら自分は社会復帰できるのかという焦りがあり、意欲がまったく湧いてこない、ただ生きているだけという苦しい訴えが数カ月続きましたが、カウンセラーは必ず治る時が来ると信じ、1年以上にわたってじっくりと話を聞き込んでいった結果、タツヤさんの症状は徐々に改善し、自殺願望もなくなりました。

ところで、タツヤさんには、名門女子校出身で、ご両親の反対を押し切ってビーズ細工の専門学校に進学、現在東京でビーズ細工の講師をしているお姉さんがいます。同じ母親に育てられながら、自由で強い気質を持っていたお姉さんは、昔からお母さんの干渉を嫌って逆らってばかりいる子どもでした。

その姿を間近で見て育ったタツヤさんは、お母さんに逆らうことを無意識のうちに避けていたのかとも推測されますが、タツヤさんには近くて遠い存在でした。

そのお姉さんがタツヤさんの失業を知り、「気分転換に手伝いにこない？」と誘ってくれました。タツヤさんは人と会う気がせず、内心おっくうでしたが、お母さんとともに東京に行きました。

ほどなくお母さんは急用で山形に帰りましたが、タツヤさんはお姉さんのもとに残り、アシスタントとして1カ月ほどお姉さんの仕事を手伝いました。

お姉さんはタツヤさんをとても頼りにしてくれ、この経験がタツヤさんに新しい刺激を与えてくれたようで、山形に帰ったタツヤさんは、

「このままじゃいかん」という気持ちから、本当に自分のしたいことを見つめ直しました。

その結果、ずっと心の底で医学関係の仕事をしてみたいと思っていた自分の気持ちに気づき、現在は理学療法士の資格を取るべくアルバイトをしながら目下勉強中です。

以上が、女性カウンセラーの代理母効果が非常に効果を上げ、患者さんの意欲を高めることに成功し、今はすっかり元気になったタツヤさんの例です。

第3章

抑圧された心

――愛情不足が心の病を引き起こす

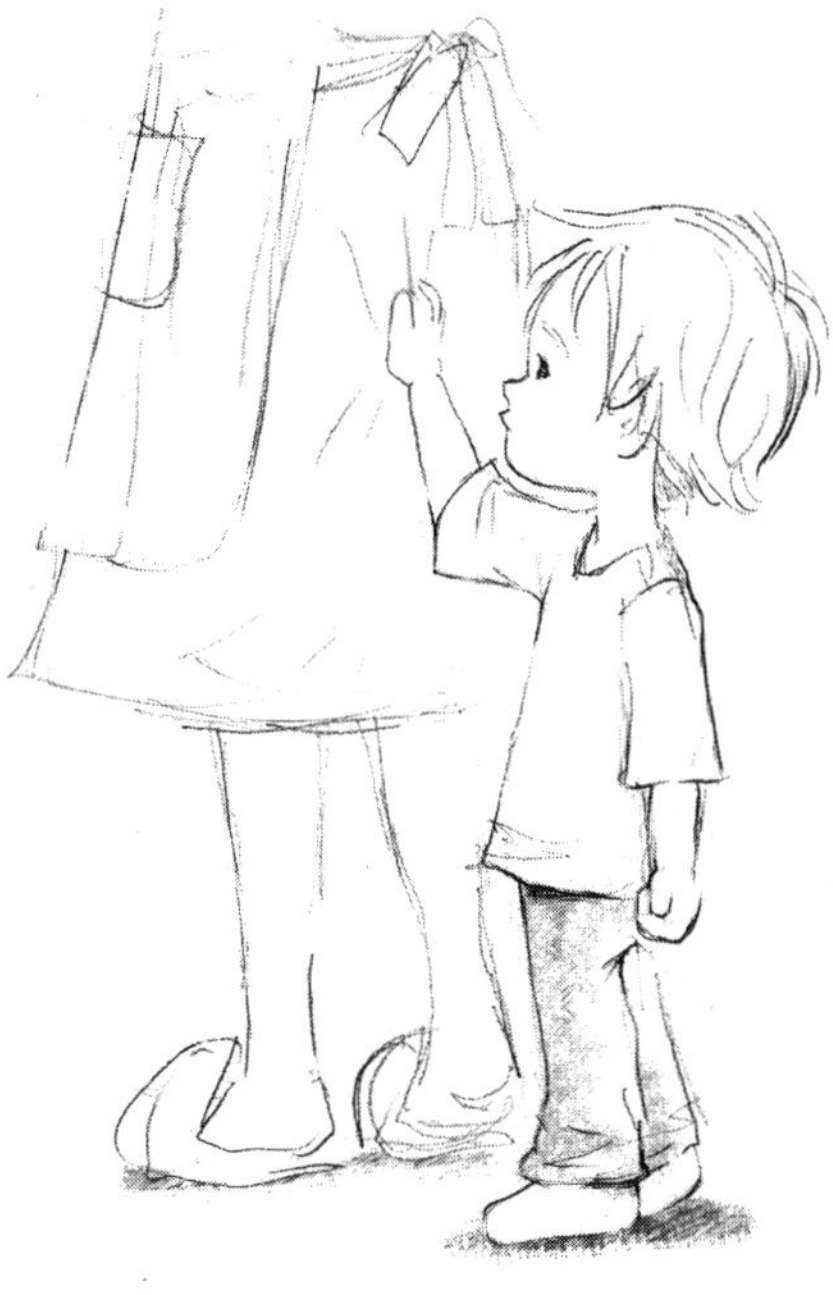

なぜ母親は絶対か

私には精神分析のカウンセラーとして、克服できない欠点があります。それは、私が男だということです。

本書でくり返し述べているように、子どもの成長にとって母親は父親よりも大きな影響力を持っています。

子どもは母親の胎内で生を授かり、300日以上を過ごした後に、外の世界に生まれいで、まず最初に母親から母乳を与えられ、その後も母親の胸の中で母乳によって（もちろん人工栄養の場合もありますが）育まれます。

子どもがもし母親に反抗すれば、食事の停止、すなわち生存の危機となりますので、0歳児、1歳児にとっては母への反抗は死を意味します。

まさに「三つ子の魂百まで」という通り、母親への服従は乳児の意識下に刷り込まれ、子どもの人格形成に決定的な影響を与えます。子どもは生存のために母親の考えていることを敏感に感じとり、母親に合わせることで安全を確保しようとします。

だからこそ、母親は子どもの成長を温かく見守る、という心がけが非常に重要なのです。

第1章の「心の病と精神分析」の項でも触れましたが、子どもにとっていちばん恐ろしいのは、母親に無視されることです。なぜならば、母親から離れることは死を意味する、という乳児の時の刷り込みがあるからです。

次に恐ろしいのは、愛情やしつけという名のもとに行われる過干渉、過保護です。

過干渉や過保護は、母親が自分に欠けているもの（未解決の問題、コンプレックスなど）を子どもに押しつけている場合がほとんどで、子どもにとっては大きな負担ですが、子どもは母親の期待に振り回され、あえぎながらも必死に母親に合わせようとします。

実際のところ、母親のコンプレックスの原因は、母親の母親に原因がある場合がほとんどです。このようなコンプレックスの引き継ぎ、子育ての負の連鎖を断ち切ることが心の病の治療ではもっとも大切なことになります。そのためには、母親が自分自身を、そして自分の生い立ちに隠された問題を知ることが必要で、そのために用いられるのが精神分析療法であり、カウンセリングなのです。

最近、10代、20代の青少年が、信じられないような残虐な犯罪を引き起こす例が増えてきました。社会構造や経済環境の変化による正規雇用の激減、失業、就職率の低下などの外的なストレス、ネット社会の拡大によるある種の負の意識の共有、情報の氾濫など、青少年を取り巻く環境は急激に変わりつつあります。

しかし、人間の心そのものが時代によってそれほど変化していくとは思えません。もし強く変化の影響を受けているものがあるとすれば、それは母親と子どもの関係、子育ての環境だと思います。

戦後の高度経済成長により、母親は労働力として社会に出ていくことが当たり前になりました。そのこと自体は、女性が自己実現を図っていくという意味で、たいへん良いことだと思います。しかしその一方で、気がかりな面も確かに見られます。

この章の最後の項目で平成20年6月に東京・秋葉原で連続殺傷事件を起こした青年の心理について取りあげていますが、25歳のこの青年が、平成9年の神戸の連続児童殺傷事件、同12年の高速バス乗っ取り事件の犯人と同学年で、いわゆる団塊ジュニアの世代であることは象徴的です。

私は幼児や少年の心のケアをすることはもちろん大切だと思います。しかし、それは制度的にも医学的にも大きなテーマで、社会全体で長期間にわたって取り組むべき課題であると思いますが、まず、現在の親世代の心の病を早期に治療することにより、負の連鎖を断ち切ることが何よりも急務だと考えています。

第4章に子どもからのSOSの見つけ方、第5章に子どもとの基本的な接し方について書いておきましたが、実際にこうしたアドバイスで未然に「愛情不足の拡大再生産」を防いでくれるお母さんが、ひとりでもいてくれれば筆者として幸せですが、少なくとも子どもに心の病の兆候があれば、自分自身の心の問題が反映している可能性に気づいていただき、接し方を改善することで、お子さんを心の病から救ってあげてほしいと思います。

親が変わることで子どもを心の病から救うことは、十分に可能なのですから。

傷つけ合う夫婦（症例＝不眠症）

フロイトは、人間は無意識のエネルギーに動かされて行動し、一見して現実に見えるものが実は無意識の反映にすぎないことを解き明かしました。個人個人が無意識の底に持つ内容物、つまり心のキズを探り、その原因を見つめることで少しずつキズを癒していくのが精神分析療法です。

カウンセリングを受ける患者さんは、ひとりひとりが様々なキズを負っています。ひとつとして同じキズはありません。しかしはっきりいえることは、簡単に表現できるキズを持っている人に比べ、抑圧して無意識の底に隠し、簡単には表面に現われないキズを持っている人の方が、より症状が深刻だということです。

高校1年、中学2年、そして小学3年生の3児の母である43歳の女性、アケミさんと、その夫である45歳のアキラさんの例をお話しします。

アケミさんは現在、更年期障害の治療中で、不眠・イライラ・仕事中に急に涙が出る、などの症状をもって来院しました。夫のアキラさんと一緒に自営業を営んでいます。

お店にはパートの女性も多く働いていますが、アケミさんはアキラさんが浮気をしているのではないかと急に心配になり、来院3日前に夫に確かめようとして、大ゲンカになりました。その時、過呼吸の症状に襲われたそうです。

結婚してからの20年、夫婦間には目立った問題はなく、アケミさんにとってアキラさんは空気のような存在だった、と言います。

アキラさんのパートの女性との浮気を疑うようになってから、アケミさんはアキラさんを急に男性として意識するようになり、いろいろな疑問が湧いてくるたびに、アキラさんに気持ちを確認しないではいられなくなったそうです。

アキラさんはアケミさんからいろいろ話しかけられること自体が面倒な様子で、くり返し女性とのことを尋ねようとするアケミさんとケンカになった、ということです。

3人の子どもたちには何も問題がなく、ただアキラさんは自分ももっと子育てに関わりたかったと、アケミさんには時々こぼすそうです。

アケミさんは現在、3人の子どもさんがいる妹と、まだ独身の弟との3人きょうだいの長女として生まれました。両親は共働きでしたし、仕事の関係で数カ月も自宅を明けることがあったので、アケミさんたちきょうだいの子育ては最初から祖父母に預けられました。

アケミさんは根っからのおばあちゃん子で、子ども時代のお母さんとの思い出はほとんどなく、もっぱらおばあちゃんとの思い出ばかりということです。

アケミさんの妹さんにいたっては小学校2年生のとき図画の時間にお母さんの似顔絵を描こうとしましたが、ついに思い出せず、白紙のままだったそうです。

余談ながら、この妹さんは3人きょうだいのまん中ということで、とくに愛情が不足する「愛情のエアポケット」状態にあったと思われます。この妹さんの息子さんのひとりが不登校になり相談にお見えになりましたが、乳幼児期に愛情が十分与えられなかった母親が自分の子どもにも十分な愛情をそそぐことのできない、「子育ての負の連鎖」がここにも現われています。

祖母は母親代わりにアケミさんたちの世話をしてくれ、そのためにこそアケミさんきょうだいはここまで無事に成長できたわけですが、残念ながら母親の愛情が十分である場合と同じというわけにはいきません。

アケミさんのように実の母親から十分な愛情を受けずに育った子どもは、どうしても不安定になりがちですが、結婚20年を経て更年期にさしかかった時に、それが表面に現われてきました。

一方、アケミさんから聞き取ったアキラさんについての話はこうです。

アキラさんは青果店の長男として生まれ、妹がひとりいました。

夏になるとアキラさんは、お母さんのスイカの行商にときどきついていきましたが、その時のことで、お母さんから激しく叱られた生々しい記憶があるそうです。

行商の途中、何が原因だったかは思い出せませんが、アキラさんは何かの不満が爆発して、試食品の切られたスイカを思わず道端のドブに投げ入れてしまいました。母親に叱られたのは仕方がないこととして、母は「もったいないからすぐに拾ってお前が食べろ」と鬼のような形相でアキラさんに要求しました。アキラさんは泣く泣くスイカをドブから拾いあげ、公園の水道で洗って食べたそうです。

アキラさんは自分の母親のことを、「物を大切にすることをキチンと教えてくれた、素晴らしい母親」と常々アケミさんに語るそうですが、そのくせ、スイカの一件を語るときには、アキラさんの目にはいつも涙が浮かびます。

もちろん、スイカを洗って食べさせたのは、母親がその場の怒りに駆られてしたことであって、しつけなどと言えるものではありません。むしろこれが、アキラさんの心の見えないところに深いキズをつけ、50歳を超えた今でも泣きながらでなければ語れず、食べ物の大切さを教えるためのしつけであった、と美化しなければ受け入れられない、嫌な体験となってしまったのです。

アキラさんは結婚当初から、仕事が終わると時には3時間も自分の部屋に閉じこもり、誰にも干渉されない時間を持たなければ自分を保てない、と言います。

会社を経営する能力は十分あるものの、子ども時代の心のキズがアキラさんの心を閉ざしてしまい、仕事の後は誰にも、妻であるアケミさんにさえも邪魔されない、自分ひとりだけの時間を過ごすことが、仕事に疲れた心の唯一の回復法になってしまったのです。そうして「自分自身を慰める」とアケミさんに話しています。

アキラさんが、子育てにもっと参加したかった、と発言しているのは大変興味深い、重要なことだと思います。

心に深いキズを負った人は、その程度にもよりますが、「自分こそは自分の子どもを健康にスクスクのびのび、理想の子どもに育ててみたい、いや育ててみせる！」と意気込んで実行することがあります。しかし残念ながら、大抵の場合、逆に親のキズを子どもに押しつけて、親以上の深いキズを子どもに負わせる結果になってしまいます。

なぜなら、自分自身の無意識の情動に支配された親は、自分の育てられた過程をそっくりなぞって自分と同じような境遇の子どもを作ろうとするか、あるいは自分の心のキズを癒すために、自分がされた以上に厳しい「しつけ」を子どもに施そうとするからです。

子育ては親が自分自身の立場からではなく、子どもの立場とその特性をよく理解して、子どもに添って育てることが大切です。

さて、母親の愛情不足で育ったアケミさんには、常に誰かに甘えていたいという願望があります。

一方、アキラさんはアケミさんに甘えられるのが苦痛で、自分の部屋に閉じこもってたっぷり時間を過ごしたいという性癖があります。

ふたりの溝はどんどん広がり、とうとう耐えきれなくなったアケミさんが病院のドアを叩きました。

カウンセリングでは夫婦それぞれの生い立ちをうかがいながら、ふたりの間に溝ができた原因について、アケミさん自身がよく理解できるようにいろいろヒントを与えました。

そしてカウンセリングも回を重ねるうちに、アケミさんは冷静さを取りもどし、アキラさんのことを客観的に理解できるようになり、症状も目に見えて軽くなっていきました。

この夫婦の場合、一見すると妻の症状が重いように感じられるかもしれませんが、感情を表に出せる分、実は夫よりも軽いと思います。

夫は自分の世界をつくり、その中に閉じこもっています。仕事をしている時はごく普通です。しかし、冷たい母親に育てられることで負わされた心のキズのために人間嫌いになり、1日3時間も誰からの干渉も受けずに閉じこもる必要があるのです。

アキラさんは症状がひどかった時には、妻から甘えられただけで悪寒がすると言い、これ以上甘えようとするなら離婚する、とまでアケミさんに言ったそうです。それがお互いの生い立ちにひそむ心のキズを意識化する努力を通じて、現在では週に1、2度、アキラさんがアケミさんの寝室に通って添い寝するようになった、というほほえましいエピソードも披露してくれるまでになりました。

この夫婦がなかなか一つになれなかったのは、目に見える部分だけでなくその育ちの中に、とくに母親との失われた関係の中にその原因があるからです。それを夫婦それぞれが理解できれば、夫婦がほんとうに一つになれる、また違った道を見つけられると思います。

踏切の向こう側（症例＝強迫神経症）

強迫神経症は、理由のわからない不安から、同じ動作をくり返してしまう症状を伴う病気で、現象面を重視する立場をとる医学者からは、強迫障害とも呼ばれています。小説やドラマにも取りあげられ、よく耳にする話ながら、何となく身近にはない病気だと感じておられないでしょうか。

実際には、強迫神経症で悩む患者さんは数多くいます。他の心因性の心の病と同様、一見ごく健康な人に発症し、他人からは異常に気づかれにくい分、本人の苦しみは大変なものです。

カウンセリングを始めてちょうど1年のツトムさんが自分の闘病生活について、とてもみごとな手記を寄せてくれました。ツトムさんの心のキズは、この過酷な体験に比例した深いものだと思います。しかし自分自身を客観的に見つめた、このような冷静な手記が書けるようになったということ自体、症状がかなり改善された証拠と言っていいと思います。

《私の前にその異世界が突然あらわれたのは、私が高校2年生の秋のことでした。その日、視聴覚室で、なんの変哲もないテレビ番組の録画を見たことが、それからの私の人生を大きく狂わせることになったとは、いまだに信じられない気持ちです。視聴覚室で見せられたその短編ドラマの内容は、今でも鮮明に覚えています。

主人公は生死の境をさまよううちに、ある夢を見ます。

彼はいつのまにか田園地帯をバイクに乗って疾走していましたが、ある踏切に行く手を阻まれます。その踏切の向こう側は死の世界、こちら側が生の世界です。生死の境を踏切に見立てたもので、主人公は踏切を渡らずに引き返し、現実の世界でも意識が戻って無事生還する、というまあよくあるストーリーです。

しかし私の行動には、その日から異変がおきました。

「あと一歩踏みだすと別の世界に行ってしまう。引き返せ！」と、今までまったく感じたことのない強迫感におそわれたのです。その時には、さっきのドラマに影響されたものと、簡単に考えて気にしないようにしました。

ところが、すぐに忘れるだろうと思ったその強迫感は日増しに強くなり、日常生活

のあらゆる行動に、

「もう一度くり返せ！　その先は別の世界だ！」という強迫感がつきまとい、まるで頭の中に悪魔がいるように私の心や神経を支配するようになってしまったのです。

ある日、火の元、戸締まりを確認してから家を出ようとしました。すると頭の中が真っ暗になったようになり、扉から一歩も外へ出ることができません。頭の中では例の悪魔が、

「もう一度くり返せ！」と強要し、私は家の中に戻ってもう一度火の元と戸締まりを確認することになります。

それを20回ほど繰り返したところで、闇を振りきるように玄関の扉にカギをかけたときには、まさに〝死の踏切を渡る〟ような感覚におそわれました。

この時、私の頭の中に現実の世界ともうひとつの世界、というふたつの世界が確立されてしまったように思います。

このように生活の中でくり返しの恐怖が常につきまとい、〝死の踏切〟を行き来する生活は、その後20代前半にもっともひどい時期をむかえました。

当時、私は家から車で15分のところにある学校に通っていました。

ある日、運転中に悪魔の強迫感が頭をもたげ、私は半径500メートルほどのところを延々と走りつづけたことがあります。

私は、あるひとつの交差点を渡ることができなかったのです。その交差点にさしかかると、

「引き返せ！　その先は別の世界だ！」という強い衝撃を頭に受け、体が勝手に反応し車を迂回させ、また同じ交差点に帰ってくる、ということを何度もくり返し、ようやく意を決してその〝死の踏切〟を直進した直後、はじめて自分が3時間のあいだ同じ場所を走っていたことに気づき、愕然としました。

10年以上たったいまでも、その交差点にさしかかるとその3時間のことをありありと思いだし、その交差点が踏切に思えてしまうことがあります。

そのころの私は、こんな症状は社会にでて忙しくなれば自然におさまるだろう、と安易に考えており、またもし精神科などに通院すれば周囲から知的障害者と決めつけられるような気がして、そうした理由からとくに対策も立てぬままに就職しました。

今にして思えばこの判断の誤りが転職のくり返しや低所得者への転落につながっていったことは明らかで、もしそのとき勇気を出して心療内科などを受診していれば、現在のような就職することさえ難しいという状況にはならなかったかもしれないと思われ、つくづく浅はかであったと悔やまれてなりません。現実は私の安易な判断とは裏腹に、私の心に存在する〝ふたつの世界〟は「くり返せ！」の強迫感とともになくなるどころかますます強くなっていったのでした。

最初につとめた会社では、同じ作業をくり返し行い、作業後の確認も何度もくり返してしまうために、当然他の社員よりも作業が遅くなってしまいます。私は同僚に異常と思われるのを非常に恐れていました。またこの頃には他人との些細な話にも過剰に反応するようになり、〝くり返す〟動作の項目が増えていきました。

たとえば、

「ツトムさんはヒゲがこいねえ」と同僚に言われたことが気になり、ヒゲをそっている最中にまた言われるのではないかという強迫感から何度もヒゲそりを〝くり返し〟気がつくと顔中血まみれになっている、というようなことです。

このような〝くり返し〟の動作が他人と交われば交わるほど増えていくため、次第に仕事に最低限必要なものを除いて他人との交流を敬遠するようになっていきました。

私は、

「異常者という情報が世間に広まれば再就職もできなくなる」

「病院に行けば受診したという連絡が職場に入るのでは？」

という妄想に取りつかれ、

「それならば異常であることを知られる前に退職するしかない」と思いこみ、転職をくり返すようになりました。

その数は社会人となってからの13年間で6回に及びましたが、そうした中でも自分なりの対策を考え、仕事に自信が持てるよう仕事に関連した資格は積極的に取ること、仕事についての知識は自主的に習得することを心がけることで、仕事上の安心感を何とか産みだすことができるようになり、周囲に心の不安を気づかれぬまま一つの職場に3年程度は在籍できるようになりました。

ただ、それも一時しのぎにすぎないことは私自身が一番よくわかっていました。

33歳になった平成19年の8月、私は今後のことを考えた上で、「もう世間に気づかれてもかまわない。心療内科を受診しよう」と決めました。

ただ私にはまだ周囲に受診を知られたくない強い思いがあり、電話帳をめくって科目が心療内科のみではない病院、仕事が休みの土曜日に受診できる病院をさがしました。

そして目にとまったのが、現在お世話になっている小松先生の病院でした。

初診の日、まず看護師の方が私の症状をこと細かに聞いてくださり、その後先生の診断をいただきました。私は先生のことばに衝撃を受けました。

「ありのままを受け入れましょう」。このひとことが、15年にわたる苦しみを一気にやわらげてくれました。

実のところ私は、

〝気持ちが弱い〟か〝自分に甘えている〟かのどちらか、またはその両方の指摘を受けると覚悟していました。そもそも自分自身、心が弱いからこのような状況におちいったのだと考えてきました。

先生の診断は強迫神経症でした。

私はこれまで、原因は高校の視聴覚室で見たあのビデオだと思っていました。しかし先生によれば、それはあくまでも〝二つの世界〟と〝くり返し〟の症状が表面化したきっかけでしかなく、本当の原因は私の生い立ちや成長の過程、さらには私の両親の生い立ちや成長の過程にあるということでした。

私の治療は、私の生い立ちからのできごと、家族の事情などを時間をかけてひもといていくことになりました。

とてもお伝えできないつらい話もあり、すべてというわけにはいきませんが、私自身が先生とのカウンセリングを通してはっきり自覚できた内容を、かいつまんでお話しいたします。

私の父は中学生のときに父親をなくし、経済的に相当苦労した人です。そのため自分の子育てで大金がかかることを懸念し、いつも気が気ではないといっていた、というのを父の知人から聞いたことがあります。

物心がついてから今日まで、私は父が心から笑ったところを一度も見たことがありません。子ども時代に経験した苦しい生活、そこに戻ってしまう原因がいつできるかもしれない、という不安をいまも抱えたような表情をし、つねに険しい顔をしています。

「世の中は厳しい。甘いものではない」

「おまえはまだ一人前ではない」

これはいまでも私が毎日のように父に言われることばです。

私は、未熟児として生まれたことが災いし、小学校入学の際、当時設けられていた〝身体的・知能的に他の子どもより成長が遅れている子どもだけのクラス〟に入るよう勧められたということです。実際、小学校低学年時代、私は身体的にも知能的にも、同級生の大半より劣っていました。

私の母は、わが子の成長の遅れを認めたくなかったということと、〝知恵遅れの子の母親〟という世間のレッテルを恐れ、普通の学級への入学を強く希望したということです。

私が忘れられないのは、小学校3年生のときの春の家庭訪問で、私の担任が口にし

た、

「ツトムくんは3歳児なみですね」というひとことです。わたしはそれを鮮烈に覚えており、いまでも時折その場面を夢に見、目を覚まします。

実は担任の先生はそれからしばらくしてから病気でなくなられたのですが、私はその先生の身内の方がごく近所に住んでいらっしゃることを聞き、その方には大変申しわけないのですが、その方の家の前を通るだけでも気分が憂鬱になります。

しかしそれよりも両親自体が私のことを敬遠していたようで、幼稚園や小学校での運動会や学芸会でも、

「ツトムの鈍いすがたを見ると疲れる」といい、ほとんどの子の父兄が見に来てくれるような場合でも、ほとんど来てくれたことがありません。

校内のマラソン大会で私の弟が順位をごまかして両親に報告したことがありますが、わたしが両親にそのことを指摘すると、

「ツトムのいうことはデタラメだ」とまったく信用せず、後にウソがばれた時点でも両親は弟のことは責めず、むしろ、

「ツトムはいつも余計なことをいう」という目で私のことを見ておりました。

小学校時代は卒業にいたるまで、このような調子で〝知恵おくれで信用できない人間〟といった扱いを、教師と両親の双方から受けていました。

小学校、中学校を通して、学区内に公務員や経営者、医師や弁護士など、一般に社会的地位が高いと思われている職種の父兄が多いこともあり、教師からは工員の息子である私に対して馬鹿にした態度をとられることがたびたびあり、口では「職業に貴賤なし」などと言っておきながら実際はやっぱり差別するのかと、憤るよりも諦めきっていました。

母親とともにのぞんだ進路を相談するいわゆる三者面談でも明らかに見下したような対応で、母親も口にこそしませんでしたが、ひしひしと感じていたような表情でした。

中学校時代の家族関係について忘れられないいやな思い出は、私が足のケガで入院したとき、父と母が治療費をめぐってケンカしている、と聞いたことです。双方ともが、

「無駄な金は払いたくない」と言いあっていたそうです。

そのくせ、よその子の親には見栄を張りたいらしく、学習塾や習いごとなどの月謝は惜しみませんでした。

「子どもの教育のため」と母は言っていましたが、そのあとには必ずと言っていいほど、

「近所の○○くんも行っているんだから」ということばが続きました。

皮肉なことに私が高校生のとき、今度は弟が足のケガで半年間も入院しました。退院後の弟の何気ないひとことが、いまでも忘れられません。

「ツトム兄さんのときはお金のことでケンカしてたけど、今度は僕のケガが治るかどうかでケンカしていたよ」

私は、自分の母親はこのように子どものあいだにさまざまな差別をつけて子育てをしている、と感じてきたのですが、考えてみますと、母親自身は子ども時代6人きょうだいの末っ子で、両親から溺愛されて育てられたと聞いていました。実際、親戚や母の実家の近所の方がたも、私の母だけは特別あつかいだったと口々に言っていまし

た。

現在、私自身、当時の父母の年齢に近づいて、冷静に考えてみれば、母は自分が末っ子で特別あつかいされたことを、同じ末っ子の弟をひいきすることで自分の子育てでも実践していたのであり、また学習塾や習いごとにお金を惜しまなかったのも私が感じていた〝工員の子〟に対する差別をそれ以上に感じていたためだ、と理解できます。

また父は父で、金銭の出費がからむたびに母とケンカになるのは、幼少期の父の苦労を考えれば自然なことであると理解できました。

以上は小松先生とのカウンセリング中の会話の一部を記したものです。ほかの神経症の患者のかたからは、

「その程度なの？ あなたの症状は軽かったのでは？」と思われてしまうかもしれませんが、幼少期のことについては、とてもここに書くことができないものもありました。

いまは幼少期のできごとを思いだし、未熟ながらおとなになった現在の自分の立場

からその当時の両親の事情、世間の事情を理解し、それを受けいれることにより、完全にではありませんが〝くり返し〟と〝ふたつの世界〟の強迫が日常生活の中で弱くなってきています。
毎週、私のとりとめのない話に根気よくおつき合いくださった、先生はじめスタッフの皆さまのカウンセリングの効果だと思います》

以上が、自分自身の心のキズとその原因となった両親との関係を客観的に見つめることで、強迫神経症から立ち直りつつあるツトムさんの手記です。

ここでちょっと触れておきたいことがあります。それは、本書に登場するさまざまな患者さんが、さまざまな人、とくに恋人と出会い、別れる経験などをしたような時に、「さらに傷つくために出会っているようなものだ。治療のためにはマイナスではないか」とお考えだとしたら、それはちょっと違うということです。

私が言いたいのは、「人生には無駄なことなどない」ということです。
たとえば、お母さんとよく似た性格の女性と付き合い、それゆえに別れるタツヤさんの話を前章に書きましたが、そのことが結果としてタツヤさんの症状を重くしているのではないか、という疑問が当然あると思います。

しかし、こう考えてください。人間の心とは、そのとき不足しているものを無意識のうちに求めるものです。タツヤさんが彼女と付き合いはじめた時点では、タツヤさんは自分が今まで得られてきた母親的なものをさらに求めたわけで、それはそれで自然なことです。

仮にそれがまだ未熟な彼の心が求めたのだとしても、やはりそれは彼にとって必要不可欠なものであるのだ、ということです。

それがカウンセラーとの対話を通じて自分に欠けていた母親体験を得ることができ、より幅ひろく社会に向き合うことができるようになったわけで、これも自分自身の育てなおしの必要な過程なのです。

青年の心の闇──「秋葉原通り魔事件」と負の連鎖──震撼衝撃的賑わい

2008年6月8日午後0時35分頃、若者でにぎわう秋葉原電気街の交差点で、2トントラックが赤信号を無視して突入、横断中の歩行者をはねました。運転していた男性はトラックを降り、はねられて道路に倒れ込む被害者や救護にかけつけた通行人や警察官を、持っていたダガーナイフで次々に刺しました。最後には警察官が拳銃を抜いてナイフを捨てるように警告、男性はようやくナイフを捨てて取り押さえられました。およそ5分間の出来事でした。

当日は日曜日の歩行者天国でごった返しており、多くの人びとが逃げまどい、またあちこちに負傷者が横たわり、事件現場は戦場のようであったと報道されています。7人が亡くなり10人が負傷した、世に言う「秋葉原通り魔事件」です。

この事件は白昼の大都会で起きた大惨事という他にも、犯人がリストラにおびえる派遣社員であり、また犯行の予告や実況中継をインターネットで行うといった現代性でも世間を驚かせました。

この事件の報道は大量に世に流れ、多くの識者、専門家がコメントしていますので、私が発言するのも僭越な気がしますが、精神分析の立場からの発言があまり見あたらないこともあり、事件に「負の連鎖」というこの章のテーマとも重なり合っている部分が大きく影響しているとも思われますので、あえて取りあげてみました。

もとより私は報道の事実から知り得た情報を分析しているわけで、事実誤認もあるかもしれませんし、少年の心理の詳細を理解しているわけでもありません。しかし、少年や関係者の言動には、明らかに本書で取りあげている愛情不足から引き起こされる負の連鎖が見てとれます。

もしも事実が私の理解している通りであったら、という前提で読んでいただければと思います。あるいは私が構成したもう一つの架空の事件と受けとっていただいた方がよいかもしれません。

いずれにしても、この事件をここで取りあげてみるのは、子どもにとって愛情の不足がいかに深刻なことであるか、こうした事件がなぜ起こり、どうすれば起こらなくなるか、ということを説明してみたいからです。

当然ながら関係者、とくに加害者である男性のご両親を傷つける意図はありません。事件の犠牲者やそのご遺族のことを思えば言葉もありませんし、彼の罪は司法の場で厳しく問われることと思いますが、心の病を研究する立場からは、この加害者もある部分は被害者であり、その親御さんも同様だということです。それは、彼らには、努力だけでは解消できない心のキズがあったであろうことも、また否定できないからです。

私は、彼の生い立ち、祖父母と父母との関係にまず注目しました。

母親は、彼が進学したのと同じ青森県内有数の高校を卒業しましたが、東京の大学の受験には失敗したそうです。地元の大学に進学するのはプライドが許さず、就職しています。

母親は非常に教育熱心で、祖父母に対して、子どもの教育について口出ししないようにと言っていたそうです。ここには、自分自身が果たせなかった思い、つまり未解決の問題を子どもに託す行為が見うけられます。

小学校時代から、彼の作文や絵、その他の提出物には母親が手を入れており、それでさまざまな賞を受賞したと、男性は供述しています。

両親は彼に勉強を強制しました。彼の意思というより両親の勧めで、ソロバン教室やスイミングスクールに通い、母親はそういう息子を周囲に自慢していたそうです。

章の初めに子どもは母親の胎内で300日以上を過ごしてから生まれ、母親の胸で母乳によって育まれるので、0歳児・1歳児にとって母への反抗は死を意味する、と述べました。そのため、子どもは母親の考えを直感的に感じ取るのですが、それは母の未解決の問題についてもあてはまり、母親の期待に応えて頑張ろうとします。

しかし、母親の未解決の問題が大きければ大きいほど、つまり母親の欲求が強ければ強いほど、子どもはより必死になり、負担は大きくなっていきます。

そして子どもは、その精神的な負担を抑圧して無意識の底に閉じ込めてしまいます。

こうした子どもは、親の目には、反抗期のない、おとなしく親の期待にこたえてくれる良い子と映ります。しかし親の期待にこたえるため自分の感情を抑圧した結果、自分自身の存在が希薄になり、その不満はやり場のない憤りとして心の中に蓄積されていきます。

子育てでいちばん大切なことは、子どもと親の心の触れ合いです。

親こそ子どもの気持ちを敏感に感じとり、子どもの気持ちに添い、温かく見守って、子どもが自然に自立するのを助けるということが求められます。子どもの気持ちを無視したり、親の考えを押しつけることは、決してしてはなりません。

親に温かく見守られ、愛情をたっぷり与えられた子どもは、結果として自立が早く、より健全に育ちます。子どもに合わせさせるのではなく、子どもに合わせて自立の手助けをするのが、本当の親の務めです。

彼の母親は、自分の未解決の問題を子どもに押しつけ、彼はそれに合わせて生きてきた結果、彼には自分自身がなくなると同時に、本当の自分を抑圧しつづけ、親の期待に応えられないことがはっきりした時点で、抑圧していた感情が怒りとなって何かのキッカケで意識上に現われてくるようになり、高校時代の同級生の証言にあるように、優等生的な面と暴力的な面という二面性を持つようになってしまったと考えられます。

しかし、この二面性は、彼の真の自己が死にかけ、もがいている状態です。母親の期待に何とか応えられた高校入学まではよかったものの、親の未解決の問題に完全に応えることができない、ということがハッキリしてくると、たちまち自分は無価値な人間である、と思い込んでしまいます。なぜなら、親の価値基準に沿って育ってきた彼にはしっかりした自己がなく、親の評価だけが彼のすべてなのです。

高校入学後成績が下がり、自分は親の期待に応えられない無価値な人間、と思い込んでしまった彼は、心に深いキズを負っているので、ちょっとした失敗や他人の注意にも過敏に反応するようになっていったのでしょう。

また、「母親の期待に応えられない＝疎外されている」と感じてしまい、彼に対するちょっとした否定的な言葉を、まるで全人格を否定する言葉のように受け取ってしまったと想像できます。

中学時代、クラスで友人のちょっとした言葉に過剰に反応して暴れたりしたのは、そのせいです。一般には軽く受けとめられる注意でも、彼には強い憎しみの感情を生み、その憎しみはだんだんにふくらんでいったはずです。

またその時期、家庭内暴力があった、という近所の方の証言も報道されていますが、こうしたことが一種のガス抜き効果を生み、「良い子」を演じつづけることが困難になった少年期も、何とか過ごしてきたのだと思います。

しかし進学した県内のエリートを集める進学校で植えつけられた劣等感は、両親によって作られた優等生である彼には、耐えがたいものがあったはずです。

「高校以降は負けっぱなしの人生」と彼はネットに書き込んでいますが、それから逃げるように岐阜県の短大に進み、以後、各地を転々とします。しかし心の問題からは場所を変えても逃れることはできず、かえってはけ口を失い、孤独感をつのらせ、彼の心にはコップに水を溜めるように母親に対する憎しみの記憶が一滴一滴溜まっていきます。彼がネットに書き込んでいる社会に対する不満は、実は母親に対する自覚されない憎しみの表現と考えるべきです。

彼が心のはけ口として頼ろうとしたネット社会は、ある時期は彼の支えになったかもしれませんが、ネット社会の匿名性から来るコミュニケーションは心にキズを持つ人にとっては時に冷酷で、必ずしも居心地のいい世界ではなかったはずです。

彼自身、「死ね」「消えてなくなれ」などの心ないことばを浴びせられていますし、ネット上で仲良くしてくれた女性の慰めにも、かえって孤独感や劣等感を深めていったようです。

ようやく派遣社員として採用された自動車工場でも、リストラ騒ぎから自分は必要のない人間と一方的に思い込むようになった時、ちょうど作業服がなくなったと彼が勘違いする事件が起き、表面張力によって何とか保たれてきたコップの水が最後の一滴によってあふれ出すように、彼が幼少期から抑圧してきた感情が一気に噴きだし、爆発的な怒りとなって犯行に及んだと考えます。

この出来事があった翌日に彼は福井にナイフを買いに行き、その翌々日に秋葉原で事件を起こしました。母親に対する憎しみが、何の関係もない人びとに対するいわれのない暴力という形で取り返しのつかない悲惨な結果を引き起こしてしまったのです。

事件の底にあるのは、母の期待に応えられず挫折した若者、無意識のうちに彼によってコンプレックスを解消しようとした母親、その母に期待をかけてコンプレックスを生み出した祖母、という三世代にわたる母子関係に注目すべきです。

こういった事件の再発防止に、社会的なアプローチや教育的なアプローチなど、さまざまな提言がなされており、それぞれに意義のあることだとは思います。

しかし、事件の底に無意識下の心のキズが大きな影を落としている以上、厳罰主義や精神論が解決に役立つとは思えません。たとえば彼は「事件の後半部分は覚えていない」と供述しており、新聞などでは罪を逃れんがための言説、という論調です。もちろん、そうした可能性もなくはないでしょうが、それで彼の犯した罪が軽くなるかどうかはともかく、無意識の情動に突き動かされて犯行に走ったのであれば、犯行の一部を覚えていないということもあり得ることだと思います。

いずれにしても、無意識の情動が犯行の大きな動機であっただろうと考える立場から、「加害者に厳罰を科すことで犯行を企てている者に対する抑止力になる」という意見には、賛成することはできません。

くり返しますが、犯行を犯したものを裁くことは妥当ではない、と私が言い得るわけはありません。ただ、根本的な原因を見つめなければ、悲劇は何度でもくり返される。彼だけが特殊な人間なのではない、むしろ現代の日本社会は彼と同じ心のキズを抱えた人間を、つぎつぎに産み出している、と言っているのです。

無意識の情動に支配され、自分でもどうしようもなく犯行に走っている、ということを考えれば、「もっとまじめに生きろ」といった叱咤激励も効果がないとお分かりいただけるでしょうか。また、ニート対策や正規雇用の促進、といった社会的・政治的取り組みは、それ自体は大変有意義だと思いますが、経済的に満たされれば犯行がなくなるような単純なものではないと考えます。

この事件の根本的な原因は「愛情の不足が連鎖していく」という事実に大きく関係しています。事件の防止に最も必要なことは、愛情の適切な表明が子どもの成長、人格の形成には何よりも大切だ、ということを母親世代にあらゆるチャンネルで発信しつづけること、子育て中の母親に対する専門的なカウンセラーを医療機関や教育機関に多数配置して、具体的な子どもとの接し方をアドバイスすることによって「子育ての負の連鎖」を断ち切ることだと強く思います。

心理療法は心の問題が長期化しないうちに対応すれば、より速やかな回復が可能です。しかし残念ながら、次章で詳しく触れますが、小児専門のカウンセラーは質量ともに非常に乏しく、その体制作りは長期的な課題です。しかし子育てに悩む母親を支援し、望ましい子どもとの関係をつくりあげてもらう手伝いをすることは、行政や社会、医療や教育の現場には即応が求められている課題だと思います。

第4章

傷ついた心のSOS——無意識のサインを見落とすな

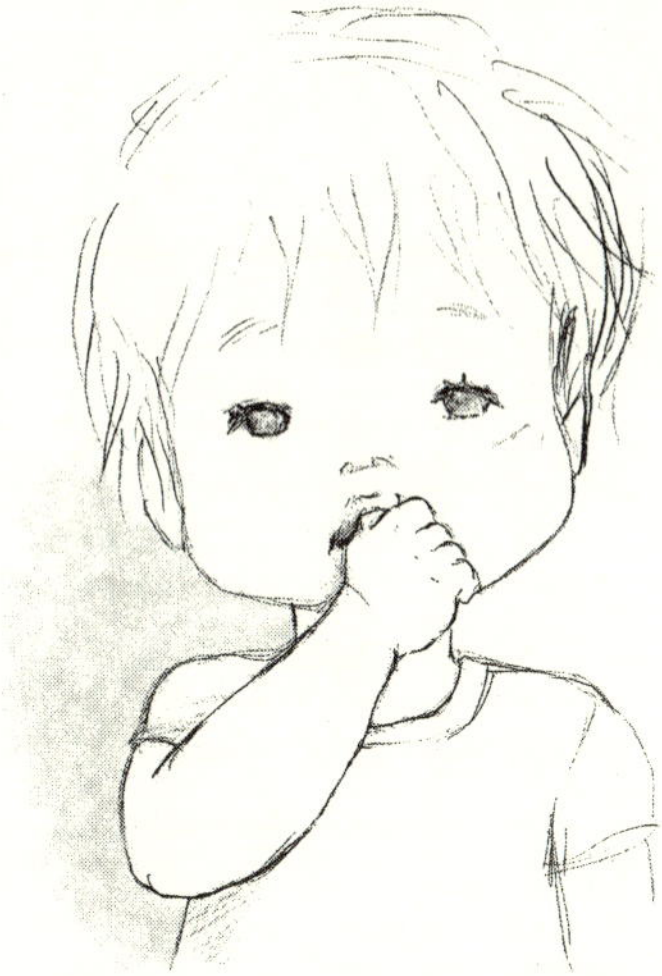

悲鳴をあげる幼い心

子どもへの無関心、過干渉など、適切とはいえない両親、とくに母親の態度によって、子どもの心は悲鳴をあげます。そうした子どもの心からは、外部に向けてSOSが発信されています。それに気づくことができ、また適切に対処することができれば、心のキズが思春期を迎えて表面化した場合よりずっと容易に手当てすることができます。

しかし、それに気づくことは、母親にとっては簡単な作業ではありません。そのような不適切な態度を子どもに対してとってしまう母親は、幼少期において自分自身が同じような体験をし、心にキズを負っていることが多く、そのため何が適切で、何が不適切かの判断がつかないからです。

厳しすぎる母親に育てられた娘が自分の子どもにも過酷な「しつけ」をほどこし（実は母親が無意識のうちに自分の未解決の心の問題や母親自身が幼少期にその母親から受けた厳しいしつけを子どもに押しつけてしまっていることが多いのですが）、そのため子どもは無理にそれに合わせようとして心の病にかかってしまう例をこの本はいくつも取りあげています。本書ではそういった現象を「子育ての負の連鎖」と呼んでいますが、それらの症例の多くは、母親はみずからの子育てに自信を持ち、誇りにさえ感じていることがよくあります。私が子どもの治療のために訪れた母親にカウンセリングを試みることが多いのはこういった理由からですが、もし母親自身や身近な人が子どもの発するSOSのサインに早い段階で気がつけば、ずっと軽いうちに問題を解消し、のちに深刻な事態が引き起こされるのを防ぐことができます。

ここで幼児が発する、注意するべきSOSのサインをあげてみます。

●元気がなくなる、表情が暗くなる、無口になる
●ひとの顔色を見て合わせようとする
●寝つきが悪くなる
●朝起きると腹痛を訴える
●指しゃぶりをする

●チック、小児ぜんそく、アトピー、円形脱毛の症状が出る

子どもに何らかの不安があるとこのような行動が観察されますので、この段階で気づいて対処できれば、と思います。

また、子どもの成長に従い、ＳＯＳサインも変化してきます。

●不登校やひきこもり、昼夜逆転

●周囲に当たりちらす、家庭内暴力

●家出

このようなことが現われてきますが、この段階ではさすがにどんな親でも異常に気づくでしょう。そうなる前に子どもさんと向き合い、触れ合う時間をたっぷりとってあげてください。

《無理にでもニコニコすること》

《ぎゅっと抱きしめること》

《子どもの話を良く聞いていることを伝えるためにうなずくこと》

これらは特に大切です。

もっとも、母親自身がその幼少期に十分な愛情を受けて育てられなかったことが自分の子どもに無関心や過干渉、極端な場合はしつけの名を借りた虐待行為を行ってしまうとしたら、それは母親が無意識下の抑圧された感情に支配されているので、自分ではまちがっていることに気づかない、ということになります。

行政や教育、医療の側はこうしたことの危険性をくり返しアピールしていくとともに、症状が少しでも顕在化したならすぐにケアをして、症状を、というよりも心のキズを、最小限にくいとめる努力をすべきで、そのためには行政・教育・医療が連携して小児の正しい心の治療が行える体制の構築を目ざしていくべきです。

母からの旅立ち（過干渉の母からの自立）

「しつけ」という名の母の厳しさは、母の心の未解決の問題を子どもに押しつけ、それが子どもの成長を阻害している場合が多いようです。未解決の問題とは母親の無意識の領域の心のキズを指します。

子育てにあたって、厳しくしつける、ということは従来、どちらかといえば肯定的に考えられてきました。甘やかす、ということはダメな子育ての代名詞だったような気がします。

しかし、実際には、度を越えた両親の厳しさ、とくに母親の厳しさは子どもの無意識下に深刻なキズを残します。前述しましたが、子どもには適度に甘えられる対象が必要であり、それは第一にもちろん母親です。

社会や家庭において、上下関係が厳格で、忠孝を求められた封建時代ならともかく、現代において母親に子どもと距離をとることを美徳とするのは、どうも女性の労働力を必要とする、社会的な要求に沿ってのことのように思われてなりません。

厳しすぎる母親に育てられたため心に深いキズを負い、ついにそのことを話し合えぬまま母を亡くした、スズキさんという男性がいます。スズキさんはいわゆる患者さんではなく、私の知人であり、折々に身の上話を聞いたり、相談にのったりしていて、結果としてそれが不定期ながらカウンセリング効果を生み、スズキさんの無意識下の抑圧が解消された、というケースです。

お母さんはスズキさんが発すＳＯＳを正しく受けとめてくれず、自分の価値観に従ってスズキさんを徹底して厳しく育て、それによって傷ついたスズキさんの心の問題を認めないまま、この世を去ってしまいました。

スズキさんがありのままの手記を書いてくださいましたので、読者の皆さんに紹介してみたいと思います。

《わたしは今年55歳になる男性です。妻と父との3人でくらしています。ふたりの娘がおりますが、長女は結婚して県内に住んでおります。まだ子どもはいません。また次女は独身で、仕事のため県外におります。

小松先生とは3年前に知人を介して知りあい、ちょっとした仕事を頼まれたりするおつきあいです。

昨年2月に、86歳で母をなくしました。仕事でお目にかかったとき、ふとしたきっかけで先生になくなった母の思い出を語ったことがきっかけで、わたしの心のなかに、まるでその権利をえたかのように、なにかの意識が浮かんできました。

先生のことばはわたしのそれまで意識していなかった、まだカタチにならない心のうちを、とても冷静に、そしてとてもやさしく、掘りおこしてくださいました。なんというか、感情的な優しさではなく、知的な優しさとでも呼びたいような感じでした。

結果として、いままで自分でも知りえなかった自分自身を発見し、それにより自分が変化し、そして成長しているような気がしています。

まずわたしの生いたちについてお話しします。

わたしの父は公務員で、母は教員でした。父は生来の頑固な性格に公務員としての職業がらもあり、またシベリアへの抑留経験もあってか、たいへんにきまじめなひとでした。

一方母は、教員の長女として生まれ、男女3人ずつの兄弟もすべて教師という、教育者一家に育ちました。

母の実家は大火にあい、一家して上京しましたが、母だけはわたしの父と結婚することで地元に残りました。このことからも、母の強い性格がうかがえると思います。

当時、女子師範を卒業して教壇にたつことはまだまだ珍しがられた時代ですが、わたしの母は、男性教員以上に厳しく、また激しい性格でした。

現代では社会問題になってしまう体罰もしきりにおこない、その時代のこと、教え子のかたがたからも、恐怖よりもむしろ尊敬をもってみられていたようです。

わたしの通っていた中学校に母が赴任していたこともあり、母の教師としての厳しさは十分体験しています。そしてその厳しさは、家庭でもまったく変わらなかったのです。

当時わたしたち兄弟は、母から、

「あなたがたの考えや気持ちは、すべてわかるよ！」としょっちゅう言われていましたが、わたしはそれをまるで学校の先生にさとされるように聞いており、甘えたくなる雰囲気など、かけらもありませんでした。

母親としては、たとえ相手が自分の子どもであろうとも、教育者らしくふるまおうという気持ちだったのかもしれませんが、私は特別な母親はほしくなく、普通のお母さんがほしい、といつも思っていました。

わたしは中学3年のとき、バイクの無免許運転で、警察に補導されました。その時期、わたしは生徒会の副会長という立場にありました。わたしは定例の全校集会での自分のあいさつのなかでそのことを公表し、謝罪しました。その結果は、非難されるどころか、そのあとの校長先生のあいさつでも、公表した勇気をたたえられるしまつです。

実は、わたしに集会で公表するようにうながしたのは母であり、校長先生に根回しをして賛辞を引きだしたのも、母が工作しておこなったことでした。

母はわたしの心の負担を軽くしようと考えてしてくれたのではなく、世間体という意味で本来マイナスであるものを、プラスに転化するチャンスと考えて計画したのだと思います。もちろんわたしの心は少しだって晴れるはずがなく、ましてほこらしい気持ちなどみじんもありませんでした。

このできごとは、いまの自分のひとつの判断基準になっている気がします。自分にしか分からない真実、本当の正義、ひとの心の弱さやずるさなどなど、この経験からいろいろなことを学びました。

わたしは大学受験に失敗し、無理をいって仙台で浪人生活を送らせてもらいました。

親からはわざわざ仙台に行かなくても、と在宅での浪人をすすめられましたが、当時のわたしは、とにかく一度母親から離れなければ、という気持ちでいっぱいでした。

そういえば8歳下の妹は、高校時代に原因不明の病気にかかり、東京近郊の病院に入院をしています（もっとも、いまではそんなことが想像もできないほど、幸せな結婚生活を送っています）。

その後のわたしは、東京の大学への進学、就職、結婚とすすみ、そしてふたりの娘たちにもめぐまれました。

就職してからのわたしの生活は、実家から数10キロの距離で、自分なりに社会との関係を深めてまいりました。

就職したばかりのころ、夕方7時の会社の集合時間に遅刻し、

「わたしは○○のために遅刻しました」と社員一同のまえで釈明しました。

すると先輩のひとりが、

「まず遅れた理由をあげて弁解するより、遅れたこと自体を謝れ」とわたしに注意してくれました。わたしはそのひとことにたいへんな衝撃をうけました。先輩のその

ひとことは、わたしにとって心の成長の第一歩でした。

そんな生活を重ねていくうちに、いままで意識したことのなかった母への感情が生まれてくるようになってきたのです。

わが娘たちが成長するにつれ、親としてのよろこびや愛情を子どもたちに感じてきました。そしてふと、自分が子どものころ、自分の両親はどうだったのだろう、と考えるようになったのです。そして考えれば考えるほど、違和感がぬぐいされないようになっていったのです。

そのことについて、電話で母親に話してみようとしても、感情がたかぶり、ことばがこわばってしまい、きちんと伝えることができません。

そんなわたしの態度にとまどい、「わがままに育ててしまったせいだろう」と話しあっているという、父母のようすが聞こえてきました。

そしてとうとう最期まで、母のわたしに対する毅然とした態度は変わりませんでした。わたしとしては、なにか一言でいいので、そのことについてことばをかけてほしかったのですが。

母親の葬式でも、涙を流すような心境には、いっさいなりませんでした。ただ、「千の風になって」という歌が発表されて話題になりはじめた時期で、その歌を葬儀の会場に流させていただきました。

小松先生と知りあいになったのはこのころで、カウンセリングを受けているなどという意識は毛頭ありませんでした。ただ、おりおりに先生がわたしの生いたちや、いろいろな場面でのわたしの気持ちを聞いてくださり、無意識のうちに先生の話に「乗っていった」気がします。

あるとき、先生が「スズキさん、たいへんな苦労をされたんだね。厳しい親のもとで」とひとことおっしゃり、わたしははっとしました。

それまで、母親が厳しいひとであったということは、教え子のかたがた、地域の皆さんには周知の事実で、あたりまえの話だと思っていました。ただそうした話の最後には、かならずといっていいほど「いい先生だからね」という賛辞がつづきます。

だから、先生からそういわれた日も、「まあ、そうだったかもな」と思った程度でした。ただ、その日はちょうど母が亡くなってはじめての春彼岸のころで、しかも自宅でひとり夕食をとらなければならない日でした。

自分の夕食のお膳を仏壇の前にもっていき、手酌で酒を口に運ぶうち、わたしのほほに涙がつたいました。その日は、ただひとり泣きながら、いつまでも仏壇の前に座っていました。

一周忌をすぎたいま、わたしが思うのは、「もうこの世にいない母は、もうそこから動かない。そしてわたしは、時の流れとともに成長し、変化している」ということです。そう思うことで、やっと母の前に立つことができた気がします。流れのとまった母に、これでやっとことばをかけられる。自分の話を聞いてもらえる。そんな気持ちです。

今の時代にはそぐわないのかもしれませんが、患者の気持ちをじっくり、やさしく、しかも冷静に聞いて、受けとめてくれる。先生の人がらと時間をかけた対話のおかげで、ほんの少しだけ変わることができた自分を感じながら、仕事に、家庭にのぞんでいます》

母の子育てを模倣する（症例＝不安障害・アルコール依存）

無意識下に抑圧されている感情を探り出し、それをしっかり意識してもらうことは、精神分析療法の中心であるカウンセリングの際の重要な作業のひとつです。しかし、それは口でいうほど簡単なことではなく、熟練したカウンセラーによる長時間の慎重な作業になりますが、残念ながら「5分間診療」が主流のいまの日本の医療現場では、診療の一環としてカウンセリングを行うことはまれです。

以前、リストカット（手首を切る自傷行為。血を流すことで母親などに対しての贖罪を果たす心理のあらわれと見られ、患者の多くはリストカットによってスカっとし、落ち着くという）をくり返しているという患者さんに、

「お母さんとの関係で苦労しましたね」と話しかけると激怒して、次回からのカウンセリングを拒んで薬の処方だけを要求した患者さんがいました。母親との関係をさぐり、治療に結びつけることは、専門家にも非常に難しい作業なのです。

次にお話しするカズミさんは、ふたり姉妹で育ちました。カズミさんは妹で、ことごとく母親に反発する姉を横目に、聞きわけのよい「良い子」として育ちました。

先にお話ししておきますが、ことあるごとにお母さんに反抗し、学生時代は家出まで経験したお姉さんは、現在、幸せな結婚生活を送っています。

成長したカズミさんは母親の期待通り有名大学に進学しました。もっとも、最初の入試のときは母親の期待に押しつぶされ、試験中にパニック状態におちいり途中棄権、一浪するはめになったそうです。

大学を無事卒業してキャリアウーマンとして活躍した後に結婚、今ではふたりの息子さんのお母さんとなったカズミさんですが、17歳の頃から漠然とした不安や理由の分からない焦燥感があったそうです。20歳の頃、一度心療内科に通院したものの改善されず、現在ではアルコールとタバコから手が離せない状態になってしまいました。

カズミさんのふたりの息子さんですが、長男は小学3年生、次男は5歳の幼稚園年中組です。カズミさんは下のお子さんには普通に接することができるのに、長男には必要以上に厳しく接してしまい、そもそもかわいいと思えない、むしろわずらわしい存在である、と言います。

その長男は、小学校入学前から指しゃぶりや軽いチック症状やぎこちない行動が目につき、たびたびカズミさんを困らせたといいます。下のお子さんには、とくに変わった様子は見られないようですが、現在、お兄ちゃんのほうは、いわゆる〝保健室登校〟を続けています。

カウンセリングにおいて、症状の原因について考え、答えを出すのはあくまでもクライアント（患者さん）であり、カウンセラーではありません。カウンセラーは、患者さんが結論を導くお手伝いをするだけなのは、前章ですでに述べました。ですから、このあと書かれていることは、カズミさん自身が気づいたことをもとにしています。

カウンセリングを通じてまずカズミさんが気づいたことは、お姉さんの反抗ぶりをそばで見ているうちに、お姉さんを反面教師にすれば、どうふるまえばお母さんに気にいられるかが無意識のうちに分かってくるので、そのような行動や態度を身につけて、いつも「良い子」を演じてきた、ということです。

次に気づいたのは、理由のはっきりしない不安や焦燥感が高校時代に現われてきた理由です。一般的にいって、幼児期から少年期には潜伏している抑圧による症状は、思春期になって顕在化してくることが多いのですが、カズミさんの場合も、将来の人生を考える年ごろになったとき、ただ母親に合わせるだけで自分自身を抑圧して生きてきたため、自分で自分が何をしたいのかよく分からなくなってしまっていたために、それが症状として現われてきたのだ、ということです。

結婚したときに強く感じたのは、自分は母親のような子どもの育て方はするまい、ということだったそうです。しかし、実際に長男が生まれて、なかなか自分の思うようにふるまってくれない、という現実に直面したときに、

「なぜあなたは私のように、母親のいう通りにできないの！」という思いが沸き上がってきて、抑えられなかったそうです。

さらに深く考えてみると、実はカズミさんは、常にお母さんと対立していたお姉さんを敵視して許せず、そのため自分のいうことを聞こうとしない長男をお姉さんと同一視し、母親を苦しめる存在として攻撃していたことに思いあたりました。

徐々に学校を休みがちになり、カズミさんに強くうながされてなんとか保健室登校を続

けている息子さんをその場の感情で責め、私は私の母親以上に子どもにとってはひどい母親になってしまった、と気づいたのです。

このように、カウンセリングを通してイライラや不安の原因に気づいたのはほかならぬカズミさん自身なのですが、それをしっかり自覚することで、カズミさんの症状はウソのように軽くなりました。

息子さんとの接し方については、

「命の危険のあるときは別として、極力細かい注意はしないでください」

「最初は形だけでもいいから、いつもニコニコして、暖かく見守るようにしてください」

「子どもの話にはよく耳を傾け、話の中に潜んでいるサインを見落とさないように心がけてください」

「小学生だからと年齢相応の扱いをするのではなく、3歳児だと思って抱っこしてあげたり、スキンシップを絶やさないでください」ということを私からお願いしました。

カズミさんは半信半疑ながらも私のアドバイスを受けいれてくれ、その結果、2、3日で息子さんに変化が現われました。ずっと落ち着きがよくなり、母親にしてくれとねだっていたことを自分からするようになりました。

さらに1カ月で授業にも出られるまでになり、驚いたカズミさんはカウンセリングで息子さんのこと、自分のことを、より積極的に話してくれるようになりました。

カズミさんと息子さんの関係も、きっとこれから日に日によくなっていくはずです。


さて、本題からは少し外れますが、カズミさんの話の中に見すごせない部分がありましたので、ちょっとお話しさせてください。

上の息子さんの授業参観での話です。

授業に先立ち、担任の先生からクラスの全員が、赤ちゃんの時に一緒に遊んだときの話をお母さんから聞き、またそのころ大切にしていたものを持ってくるようにいわれたそうです。

参観当日に、各自が母親と遊んだ話を作文にし、思い出の品物とともに提出させられ、またひとりずつ発表させられたということです。

先生は上手に発表できた児童や、手作りの品物を持参した児童をほめたのに対し、カズミさんの息子さんはうまく発表することができずに、泣き出してしまったそうです。

ここまで本書を読んでいただいた方にはお分かりいただけると思いますが、先生が個人の価値観で良い親・悪い親、あるいは良い子・悪い子を評価するようなこの授業は、いたずらに差別を生み、児童の心も、また母親の心も同時に傷つけてしまっています。

それぞれの生い立ちに原因があり、ふだんは表面に現われていない深層の心理を無視し、教師の価値観で一方的に評価されても、児童はどうすることもできず混乱するだけです。

また母親も、自分の生い立ちからのそれなりの連続性や整合性をもって子育てをしており、「無意識の意識化」という高度な作業を行わないかぎり、自分の子育ての問題点を自覚できないのが普通ですから、教師の価値観による評価は混乱どころか怒りを生み出す場合もあります。

教師が一方的に講義をするのではなく、児童にも意見発表の機会を与えるプレゼンテーション型の授業は近年増加しており、それ自体はとても良いことだと思いますし、先生が授業のあり方を工夫するのは当然だと思います。しかし、そこには自分個人の価値判断で個々の親子関係を計ることで児童とその家族を傷つける結果になっていないか、ということに常に注意を払わなければなりません。

しかし、こうした授業に対し、父兄から異論が出ることは少なく、そればかりか教育委員会や校長・教頭、他の先生方からは、授業の中身を精査することなく、ただ「プレゼンテーション型の授業を導入した」という一点で肯定的に受け取られることが多いようです。

私が以前聞いたケースでは、

「あなたがお腹の中にいたとき、お母さんがどう感じていたか聞いてきなさい」という宿題を出し、そして児童の発表を聞いて、

「こういうふうに感じたとは○○くんのお母さんはいいお母さんだ」と批評した先生がいたといいます。

この先生は子供を大切に思う「いいお母さん」と、子どものことを真剣に考えない「悪いお母さん」がいるという単純な善悪二元論で評価しようと考えた、というと言い過ぎかもしれません。しかし重要なのは、幼少期に母親から愛情を適正かつ十分に受けて育った母親と、そうでない母親がいる、ということであり、またそのことはその母親自身には意識することができず、もしその母親がわが子に冷たい態度を取ってしまったとしても、そ

の母親の責任ではないのです。

私は、こうした授業を目撃した同僚の教師には、たとえ相手が先輩教師であったとしても、きちんと誤りを指摘する姿勢が必要だと思います。

心理のことは精神科医に任せろ、とはもちろんいいません。しかし、子どもの成長にとって重要な児童教育の現場に、教育心理学や児童心理学を生半可にかじった先生しかいないとすれば、日本の教育の大きな問題です。

せめて先生方が、臨床的な心理学を修得した専門のカウンセラーのアドバイスを受けて、ご自分の授業を常にチェックする体制が必要だと、私は考えます。

押しつけられた期待（症例＝うつ状態）

次にお話しする例は、母親の偏愛に過剰にこたえ続けた結果、心身に不調をきたすとともに、母親の一方的な偏見を持つ性格をも受け継いでしまった娘さんのケースです。

ヨシコさんは40代半ばの教員です。ある年の夏休み、かつてない猛暑の年でした。それでもまだ朝の爽やかさがかすかに残る病院を訪ねてくれたヨシコさんは、不眠・動悸・吐き気・食欲不振・頭痛と、まさに心因性の症状のデパートのような状態でした。ふたり姉妹の長女で、父親は公務員、母親は専業主婦という、絵に描いたような中流家庭で育ちました。

「母はとても厳しい人ですが、一所懸命に私を育ててくれました。私はそんな母に心から感謝して生きてきましたし、母も成績がいつもトップクラスの私をいつも自慢にしてくれていました」と、母親との関係を語る口調も、優等生そのものです。

このように、母親に「支持」されて育った子どもは、意識的・無意識的に、母親の支持をなくすまいと頑張る傾向があります。

ヨシコさんは6歳まで、一人娘として両親の愛情を一身に受けて育ちました。ヨシコさんにしてみれば、世界中の愛が自分一人に注がれているように感じたことでしょう。ところが6歳のとき、妹が生まれて事情は一変します。

一般的にいって、3、4歳の年齢の差の妹、弟の存在は、先に生まれていた子どもにそれほど大きな影響を与えません。しかし6歳の年齢差になると、両親、とくに母親の愛情が下の子に分散するので、それまで一人っ子として親の愛を受けてきた上の子は、無意識のうちにいろいろなことをしてそれを防ごうとします。

人によってはそれが寝小便や指なめなどの退行現象という形で現われたりします。何とかして親の関心を繋ぎとめたいという、無意識下の行動です。ヨシコさんの場合、逆にますます期待に応え、母親自慢の「良い子」になるべく、必死になって勉強するようになりました。そのかいあって小学校の高学年の頃には、ついにクラスでトップの成績になりました。

ヨシコさんはついには「私は成績もいいし、素行もいい優等生。妹とは大違い！」と変な自信までめばえ、実際に模範生のようにふるまいました。ただ、独善的で世間体を気にするタイプの母親のしつけで、形式的なあいさつや礼儀作法は身につけたものの、どこか心のこもっていない不自然さがあったと、カウンセリングを通じて気がつくことになります。

ヨシコさんとは反対に、「少しはお姉ちゃんを見ならったらどうなの！」と口癖のように母親に叱られ続けた妹は母親に反発し、ことごとく両親を困らせる行動をして、家庭内で暴力を振るうまでになり、ついには家出をしてしまいました。母親のヨシコさんへの偏った愛情からくる差別が、妹の心を荒れさせてしまったのです。

しかし、母親の偏愛のもうひとりの被害者であるヨシコさんの方が、母親から受けた心のキズが複雑である分、症状も深刻かもしれません。

はっきりと差別を受けた妹さんに対し、ヨシコさんは一見すると母の愛情に包まれて育ったように見えます。しかし実は、母親に本当に受け入れられたのではなく、自己中心的で偏った性格の母親が持つ、「未解決の問題（コンプレックス）」を満たしてくれる存在として、母親から「支持」されたにすぎないのです。

結果としてヨシコさんも自然と独善的な性格が強くなっていき、自分の思い通りになる人は良い人として面倒を見るが、自分の考えに反対する人は許しがたい敵と決めつけて徹底して攻撃するという、歪んだ性格になってしまいました。そのため交際相手も少なく、自分の気持ちを打ち明けられる友達もいなかったということです。

そんなヨシコさんがとうとう心の病気になってしまったのは、大学を優秀な成績で卒業し、念願かなって学校の先生になってからのことです。

最初の赴任地は、農村の小さな学校でした。もう20年も前のことですし、その村では先生は特別な尊敬の対象で、少々独善的にふるまっても父兄や生徒の反発などほとんど起こりません。たまに反発する生徒、ワクにはまらない生徒がいても、「変わった子」と決めつけて押しつぶすように扱い、「多少の問題があっても何とか勤まりました」と当時を客観的に振り返ることのできる現在のヨシコさんは言います。

破綻は2、3年前に転勤した、山形市内の学校で迎えました。

都会の住宅地の大きな学校となれば、当然、多種多様な生徒、それ以上に多種多様な父母がいます。職業も立場も、そして考え方もさまざまで、価値観を共有することが比較的多い小さな農村の父母とは違います。

ヨシコ先生が自分の価値観を押しつけようとしたり、また成績の良い子を特別にほめたりすると、もっといえば自分の価値観で生徒を差別したり区別したりすると、まず生徒から、続いて父母から、一斉に非難の声があがります。

非難の声を聞くと、「私は絶対に正しい。悪いのは生徒であり、父母である」と決めつけ、さらに自分の考えを押しつけにかかるので、またさらに大きな反発を招いてしまいます。ついに「ヨシコ先生は信頼できない」「陰で画策する」「いろいろな工作をして生徒をだまそうとする」などと、ありがたくない評価が定着してしまいました。

ヨシコ先生自身は、「悪いのはそっち」と思っていますし、どうして非難されなければならないかが分かりません。一所懸命指導しているつもりなのにまったく理解してもらえないという不満と、「自分はいつでも正しいはず」という自負によって苦しみ、ついには不眠など、うつ状態の症状が出て、学校に行けなくなってしまいました。

私は30分間ヨシコさんにしゃべってもらって、1、2分解答ではなく、ヒントを与えてヨシコさん自身が問題に気づくのを待つという、簡易分析療法の手法で何回も面接をしました。

その結果、ヨシコさんは母親が自分と妹を差別したように、自分も生徒間に「良い子」「悪い子」という差別を生み出そうとしていたこと、それが愛情とは別のものだということに気づきはじめたのです。

そして自分自身のことを客観的に見られるようになり、母から受け継いだ性格の問題点を直視できるようになったヨシコさんは、もうさまざまな症状に苦しむことはなくなりました。

立ち直ったヨシコ先生は、わたしのアドバイスを受け入れ、現在はもっと小さな学校で、おだやかな先生として活躍しています。

看護師で心理療法家でもあったゲルトルート・シュビングは、著書『精神病者の魂への道』（みすず書房）で次のように述べています。

「私の患者のすべては、最も深い意味において、母のいないままに育ってきました。一緒に私たちは患者の病気の出発点に戻っていく必要があります。私たちはある患者の母親が神経症的な婦人であり、心的エネルギーが主として自己愛に費やされたことを知っています。母親の代償となるものは他にないので、子どもの多くの願いは満たされないままでした。その状況が子どもの成長を妨げ、一時的な自己愛の段階に長い間とどめて、のちに起こる自己愛的症状を準備しました。子どもの心のエネルギーが冷たい母親にふれて凍りつき、さまざまなきっかけで成長後に凍りついた地点に戻り、退行するのです」（原文のまま）

シュビングは、これらの女性のタイプを、以下の3つに分類しています。

1．非常に多忙な、社会的意識を持つ女性。

2．時間と関心を自分自身にもっぱら向ける、病的神経症的な女性。
3．男性的で、たいへん活動的な女性。概して男性的職業や事業の生活に生きている。

母親の愛情を十分受けとれずに成長した前項のヨシコ先生が、シュビングの指摘するタイプに完全に合致していることがお分かりでしょう。ここにも、愛情の欠乏を次世代につなぐ「負の連鎖」が完成してしまっています。

ストレス社会を生き抜く——企業戦士への処方箋

この章では、おもに母性的な愛情が不足することによりキズを負った、または負いつつある幼少期の心の叫びを感じ取ることの大切さについて、説明してきました。その患者さんが実際には成人であっても、精神分析の手法ではその心のキズができた時点までさかのぼって治療を試みますので、治療の中身は患者さんの実年齢にかかわらず、幼児の心との対話になるわけです。

しかし実社会では、幼児期に特別に厳しい負の体験を持っていない、少なくともまったく自覚がないが、日常のストレスによって心が悲鳴をあげている、という人は多いと思います。倦怠感や疲労感が抜けない、寝覚めが悪い、軽いうつ状態になっている、といった人たちです。

実際、こうした症状を訴えて私の医院にくる方は多く、とくに病名をつけずにゆっくり休んでいただくアドバイス程度で診察終了となることはよくあります。こうした症状を訴える方は医者から異常なしと告げられることで元気を回復することも頻繁にあります。

私の立場からは、幼少期に心にキズを負った人は、そのキズが深ければ深いほど成人してからは外部からのストレスに弱く、ちょっとしたことで痛みを感じ、また回復に長い時間を要することが多くなるので、慢性的に前記のような症状を訴える場合は、病気というほどではなくても、幼児期に大なり小なり愛情不足からくる心のキズを負っている可能性はあると思います。

というのも、逆に幼少期にたっぷりと母性的な愛情を受け取っている人は、それが一種の〝貯金〟となって、少々のストレスでは折れない強い心を持つようになるからです。

しかし、もちろん、それらは程度問題で、かすかなキズがあっても人より辛い人生を送る確率が高くなったりはしませんし、大半の人は人生で学んだ理性や精神力で、そうしたことをカバーできているはずです。

「それにしてもちょっと最近……」と感じている方に、何かヒントが書いていないだろうか、と本書を開いてもらえたとして、私は何をアドバイスできるのだろうか、と考えました。

そしてたどり着いた答えは、無責任なようですが「決まった答えはない」という答えです。

ストレスを感じる程度は、その人の個性や状況であまりにもさまざまであり、ステレオタイプな回答をするのは、さらに無責任なことだと思えてきたからです。

世の中には想像を絶する逆境をいとも楽しげに克服してしまう人もいれば、自分の作業服を見つけられなかっただけで大荒れして殺人事件へと突き進んだ「秋葉原通り魔事件」の青年のような人もいます。ここで読者のみなさん、とくに企業や官庁など、組織のメンバーとして働く皆さんにぜひ簡単に実行できるストレス解消法を、と軽い気持ちで書きはじめて、はたと立ち止まってしまいました。

しかし、やはり読者一般にはそうした知識に強い関心があろうかと思います。アドバイスのひとつは、幼少期に母性的な愛情の不足によって負わされた心のキズに気づき、それをはっきりと見つめ、受け入れることで意識化していく精神分析の手法は、「病以前」の人にも有効である、ということです。

症例でもいくつか紹介しましたが、うつや不安障害で悩む患者さんの話をひたすら聞いてゆき、過去への自分さがしの旅が一段落したところで、

「これまで頑張ってきたんだね。このへんで少し気持ちを楽に、ゆっくりしてみようね」

と声をかけるだけで、症状が半ば改善することもしばしばあります。

本書中に20例以上の具体的症例が書かれていますが、それぞれの症例はひとつひとつ違います。ある症例どうしはよく似た境遇の患者さんのものであり、またある症例どうしは一見正反対の境遇にあった患者さんのものであったりします。しかし、幼少期の心のキズを見つけ、それを意識化することで現在の不安を克服する、という基本的なやり方は同じです。

個々の症例を参考にして、自分自身の不安の原因を見つけ、それをはっきり自覚することができれば、それだけでも不安は軽くなるはずです。

最後にごくごく基本的なこと、忙しい日常を送るうえで、ぜひ注意していただきたいことを記します。

「最も大切なことは、無理をしないことです」

聞いてみて「なんだ」とがっかりした方もいらっしゃるかもしれませんが、無理をしないということは、何より大切なことです。

反対に、疲れた身体、疲れた心に最も悪影響を及ぼすのは、限度を超えてがんばることです。

たとえば、疲労を感じたら休息をとる、ということは決定的に大切です。日本の会社は疲れたからといって休ませてくれないよ、と笑う方もいらっしゃるかもしれません。しかし、有給休暇を申請するなど、企業側の理解を得ていく努力は当然であるにしても、疲れ方が人によって異なる以上、限界を感じたら、いや限界を感じる前に、勇気を持って休息をとるべきです。企業にしても、そうしてリフレッシュしてもらった方がよほど戦力になるはずですので、より多くの企業が、社員のストレスの軽減に真剣に取り組んでほしいと思いますし、そうしたことに寛容な社会が、最後まで繁栄できる社会だと私は思います。

日本という国は、古来から精神主義を重んじ、また組織への忠誠を重んじる国で、テレビを見ていてもボロ雑巾のようになっていたサラリーマンがドリンク剤1杯でたちまちスーパーマンのようになり、モーレツに働きはじめる、というコマーシャルをしょっちゅう流していて、そういうのを見た視聴者がある種の感動さえ覚えることが多いのも、自己犠牲を美徳とする伝統と勤勉な国民性のなせるワザだと思いますが、残念ながら現実の人間は、決してスーパーマンではありません。燃料さえ補給すればいつまでも動きつづける機械ではないのです。

オーバーワークの時、疲れを感じた時は勇気を持ってきちんと休む。それが仕事を楽しんで続けることにつながります。

そして休日には、こんどは仕事を忘れて自分に合った趣味を楽しむ。この趣味ですら、無理におぼえて必死に挑戦する人がいますが、くれぐれも無理は禁物です。第2章で紹介した、過労からうつにかかったマモルさんが、若いころからの夢だった大型バイクに乗ってリフレッシュしたように、本当にしたいことを、ノンビリするのがいいのです。

最近、私の医院でもヨガやアロマ、ガーデニングといった「癒し系」の余暇の過ごし方をしているという患者さんもよく見かけるようになりましたが、それもいいでしょう。釣りや登山、旅行やドライブ、温泉めぐり、コンサートや映画鑑賞、読書、何にせよ無理なく自分が楽しめる趣味であればいいのです（ただし、囲碁や将棋、ゴルフなどの勝負事、競馬やパチンコなどギャンブル性のある趣味をお持ちの方は、くれぐれも熱くなりすぎて仕事以上に疲れてしまわないように！）。

お店でもサークルでも、自分自身のお気に入りの場所をつくるのも効果的です。もちろん、そこに良い聞き手がいてくれれば、あなたの心はずいぶん楽になるはずです。ただ、最近若い人たちの間に広がっているネット上の「メンタル系サイト」は、仲間探しや励まし合いが度を超した症状自慢やキズのなめ合い、果ては個人攻撃や社会への不満のはけ口となってしまうことも多いので、注意が必要です。

もし自分の本当にしたいことさえ分からなくなってしまっているとしたら、慢性的なストレスで心の病を発症する一歩手前だと考えられます。ただのんびりしているだけでもいいですから、一度ゆっくり休暇をとってみてはいかがでしょうか。

自分ひとりではどうしても不安が解消されない場合、やはり心療内科や精神科の受診をおすすめしますが、問題は、「5分間診療」に馴れてしまった医師は、薬だけ処方して、あとは「ガンバレ」と本書の趣旨とは正反対のことをいう場合が多いのです。ですから受診をするときは、できるだけ精神分析的な考え方を取り入れた病院で受診していただきたいのですが、実はこれが簡単ではないのです。

東京には精神分析を中心にした治療をしてくれるメンタルクリニックがかなりありますが、そのほとんどは保険診療外で診療を行っていますので、1時間の診察時間で何万円も払わなければなりません。大学病院などでやっているところもありますが、研究の一環ということで、なかなか一般の患者さんが気楽に訪れる場所ではなく、臨床経験豊富なカウンセラーが大勢いるわけでもありません。

ましてや地方都市には、精神分析療法を用いる開業医はほとんどいない、というのが実状ですが、インターネットなどを使って、できるだけ精神分析的な考え方をする医師、カウンセラーを探してみてください。

そもそも心理療法士という資格が国家試験ではありませんし、まったく資格を持たない方がメンタルクリニック的なものを開いている場合もあるようです。そうしたものがすべて悪いというつもりはありません。故・木田恵子先生を筆頭に、医師でなくても優れたカウンセラーは大勢います。しかし、そうした人にそう簡単に出会えるとも思えませんし、付け焼き刃の精神分析は傷ついた患者の心をさらに傷つける場合もあります。よく訓練された、きちんとしたカウンセラーかどうか、できる限り調べてみてください。

「心の病」予備軍のサラリーマンにとって最悪なのは、部下に限度以上のノルマを課して叱咤激励するようなタイプの上司がいる職場です。まして、仮にあなたの心にキズがあった場合、

「ワガママを言わず、我慢しろ。周囲と協調してがんばれ」などということが、どんなに残酷なことかを私は知っています。

ストレスがあなたの我慢の限度を超えているのなら、思いきって新しい職場を探すのも、やむを得ないことだと思います。健康な心と身体があってこその、幸せな人生なのですから。

第5章

子どもには愛を惜しむな

――症例にみるわが子との付き合い方

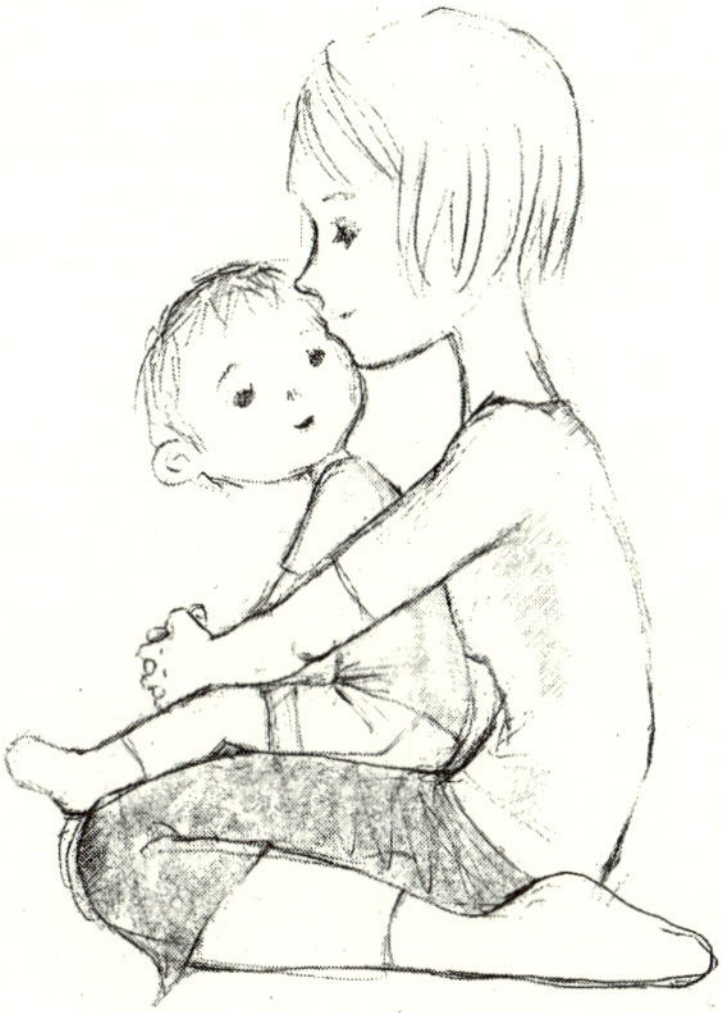

子育ては、すべてに優先する

すでに述べたように、心因性の症状の多くが、幼児期に母親と良い関係がつくれなかったことが原因で引き起こされます。私たち治療者は、時間をかけて患者さんの話を徹底的に聞いていきます。また、症状の現われている本人ではなく、その母親にカウンセリングを試みる例があるのも、すでにご覧になった通りです。

とくに母親にアドバイスする必要ができた時など、私はよく、

「3歳児に接するつもりで可愛がってあげてください」と言います。子どもさんの方も、改善に向かう過程で「赤ちゃん返り」、つまり退行現象を起こすことがあります。しかしこれは後退のための後退ではなく、成長をもう一度リセットして自分で育ちなおそうとしていると理解するべきです。幼い時に母親に甘えられなかった子どもが、元に戻って甘えるところから育ち直しているのであり、ようやく甘えられるところまで戻ってきた、ということなのです。

共働きやシングル・マザーなど、やむを得ない事情で日中お子さんの世話ができないお母さんは多いと思います。本音を言えば、もちろん一日中わが子のそばについていてあげるのが理想ですし、本当ならそうしたいお母さんも多いことでしょう。でも経済的な事情やお母さんの自己実現のために、働くこともきっと大切なことなのでしょう。

そこで、私からのアドバイスです。お母さんが仕事から家に帰った時、あるいは子どもさんを保育園に迎えに行った時、きっとあなたのお子さんは、あなた目がけて一目散に走ってくるはずです。その子をあなたは、他のことはすべて脇において、思いきり抱きしめてあげてください。その時どんなに疲れていても、必ず顔はニコニコ笑顔でいてください。そして、1日最低30分は、肌と肌とを触れ合わせて、お子さんと心の交流をしてください。ただそれだけでよいのです。

都会では三世代同居も少なくなってきましたが、なかには日中お子さんの世話をおじいちゃん、おばあちゃんにお願いしているお母さんもいらっしゃることでしょう。しかし、おじいちゃん、おばあちゃんがいくら優しくても、お母さんが家に帰ってきたら、お子さんはお母さんのもとに駆けつけます。お母さんはおじいちゃん、おばあちゃんに対する遠慮があるかもしれませんし、また本当に忙しくて、「ご飯の支度をしてからね」とか、「お片付けを先にしてからね」などと、子どもにかまうことを後回しにしてしまいがちかもしれませんが、これは絶対やめてください。

「お母さんは何よりもあなたが大切なのよ」という強いメッセージを、態度で子どもに示すべきなのです。そのことは、おじいちゃんおばあちゃんにもよく理解してもらってください。

それによってお子さんは「自分は母親に愛されている」と実感することができます。こうして母親の愛情を心にたっぷりため込んだ子どもは、生きる力がだんだん強くなっていきます。逆に、もしおじいちゃん、おばあちゃんのそばや、保育園の居心地が少々悪くても、大好きなお母さんが帰ってくるまでは我慢できる、強い子どもに育っていきます。

前の章にも書いたように、お母さんが帰っても駆け寄ってこなくなってしまったら、その時こそ心配しなければいけません。まとわりついてこないのをいいことに、「おとなしい良い子」などと考えるのは大変危険です。

もし仕事から家に帰り、甘えてくる子どもを遠ざけて家事や祖父母の世話を優先すれば、子どもは母親の要求を感じとり、次第におとなしくなり、お母さんに自分の要求を訴えなくなります。しかし、お母さんが家に帰った時、保育園に迎えにいった時、子どもがおとなしく、お母さんに駆け寄ってこなくなったら、実はそれが一番危険なSOSのサインなのです。

子ども優先、子どもが第一の生活態度は、旧来の日本の文化ではあまりよい印象がなく、むしろ子どものことは後回しで父母や家の世話をするのが孝行な良い嫁、というイメージがあったと思います。むしろそうした日本女性の美徳がなくなることに憤慨している方が多いのかもしれませんが、事は子どもの将来のことです。

以前の農村社会のように、大家族で分担して子どもの面倒を見るような三世代同居や、地域社会で共同して子どもを育てるという状況が成立していない現実を考え、文化や生活様式が変化してしまっていることを認めて、より良い子育て、人材育成のために、ご主人やおじいちゃん、おばあちゃんは、家族としても、社会の先輩としても、ぜひお母さんに協力してあげてほしいと思います。

見守る愛

子どもには愛が命、愛が力です。

乳幼児にとって、母親は生存を図る上で絶対的な存在であり、乳幼児は本能的にそのことを悟っていることは、すでに述べました。

生きるため、乳幼児は母親の感情を直感的に汲み取ります。そのため、もし母親が乳幼児自体を無視したり、その要求に応じなかったりすれば、外部からの問いかけにもあまり反応を示さなくなります。

また逆に母親の未解決の心の問題（コンプレックス）を押しつけられた場合、それを受け入れ、母に代わって一所懸命解決しようと頑張り、母親のコンプレックスを満たそうとします。

いずれの場合も思春期を迎える頃には無理に抑え込んだ感情、つまり抑圧されていた感情が溢れ出し、問題行動として症状化します。おとなしい子ども、あいさつがしっかりできる子ども、優秀な子どもといわれ、反抗期もないままに成長した子が、思春期に突然、家庭内暴力やリストカット、不登校、ひきこもりなどの問題行動を見せることが多いのは、こうした理由からです。

子どもの心の健全な成長にとって、最もいけないのは親の無関心であることは言うまでもありません。次にいけないのが親の考えを押しつけること、つまり過干渉です。過干渉は、親の考えで子どもを振り回すことと同じです。

たとえばヨチヨチ歩きの子に対し、転ばないように手を差しのべるのではなく、何度も転びながら歩くことを覚えていくのをハラハラ見守るときのように、「見守る愛」を心がけることが最も大切なのです。ただ、本当にケガをしてしまいそうな時には、親は思いきり抱きとめますが、それとまったく同じです。寄り添い、見守り、危険を感じたら思いきって手を差しのべることを心がけてください。

3～4歳児になって、言葉を話すようになったら、お母さんはお子さんの言うことをうなずきながらよく聞いて、理解するように努めてください。決して自分の考えをお子さんに押しつけたりしないように。うなずくことで「あなたの話を一所懸命聞いている」というサインを出すことが大切です。

また、子どもに甘えられると、頭の中ではわが子が可愛いと思っていても、何となくうっとうしく感じたり、重荷に感じたりする人がいますが、それは母親自身に未解決の心の問題が隠れている場合が多いのです。つまり母親自身が幼少期、その母親に甘えることができずに育っていて、そのことに気づいた時、わが子に対する接し方が変わる場合が多いようです。

このように子どもに愛情を示しながら接することで、子どもは自然にノビノビと行動し、問題を起こさないように育っていきます。思春期になって生きる弱さをさらけ出してしまうのは、幼児期に母親に甘えることがかなわなかった子どもたち、母親からの愛情を受けとめそこねた子どもたちです。

ところで実は残念なことに、私のところに診察に訪れる幼年児は、それほど数多くいるわけではありません。ひとつには私が男性であることもあり、また第3章で述べたように日本では開業医が小児の心理療法をすることが一般的ではなく、（内容は不十分ながら）

大学病院などにかたよっていることもその一因です。小児の心理をみることはとくに注意を要する難しい作業であることは確かですが、できるだけ早期に心のキズを発見して治療をほどこせば、その後の成長にそのキズが与える影響はその分だけ小さくなりますので、これは改善していかなければならないと思います。

ただ、私が診察する思春期以降の10代、20代の不登校、ひきこもり、パニック障害、リストカットなどの患者さんたちの心は、0歳から2歳児、あるいは幼稚園児のまま成長しきれていない部分があるので、カウンセリングでは彼らを成人したオトナとしてではなく、乳幼児に接するようにします。

簡易分析を通して患者さんの幼年期までさかのぼり、その時点の患者さんの心を治療するわけですから、その意味では、心の病にかかった患者さんに対するカウンセリングの手法は、幼年期のお子さんに接する時の、あるべき態度を反映したものといっていいと思いますので、本書をお読みになったお母さんたちはここに述べられていることをぜひ参考になさってください。

育てなおし、育ちなおし（症例＝過食症）

チアキさんは28歳の歯科助手で、現在過食症の治療中ですが、治療開始から1年が経った今では、カウンセリングに来ていただいているのはもっぱらチアキさんではなく、現在53歳になる彼女のお母さんです。

その理由は、お母さんのチアキさんに対する接し方を変えていただくことでチアキさんの症状を改善しようという意図があるからで、すでにかなりの効果をあげています。

チアキさんの症状の根本的な原因は、これまで見てきた多くの例と同様、幼児期の、おもに母親の愛情不足があげられますが、心理学的には過食症の患者さんが食事を大量に摂取するのは、愛情をたくさん受け取りたいという願望を満たそうとして、その代わりに行われる行為です。が、ほとんどの場合、愛情を受け取ることはそれが不足している患者にとって後ろめたいことに感じられるため、食べるとすぐにもどしてしまうのが普通です。チアキさんの症状もこうした典型的な過食症そのものです。

チアキさんはお父さん、お母さん、弟とその奥さんとふたりの子どもという7人家族で、他にチアキさんの幼児期から一緒に暮らしていた父方の祖父母がいましたが、おじいさんは先年亡くなり、おばあさんは施設に入所しています。それと、チアキさんの強い希望で、イヌとネコも1匹ずついます。

チアキさんは自分の病気を治したいと、5年前にある心療内科に通院しましたが改善しませんでした。その病院では抗うつ剤とチアキさんも何の薬だか分からないもう1種類の薬を処方されましたが、吐き気がするだけで効果はなかったといいます。

その後、彼女なりにいろいろな書物を読んでみましたが改善につながらず、新聞に私が寄稿した小さな論文を読んで、昨年、当院の門を叩いてくれました。

当時のカルテを見ると、そのとき訴えていた症状としては朝晩の食事をもどしてしまうことが最も目立った症状で、「胃の中に何かが入っている感覚がイヤ」と言います。お昼は職場でお母さんの手作り弁当を食べますが、こちらは普通に食べられるということでした。

また、アルコールへの依存も見られ、毎夕お風呂あがりにビールの中瓶を5本飲まないと落ち着かないというのですから、かなりのものです。

チアキさんは当院を訪問する数カ月前から、思い立ってお母さんと交換日記を始めてみました。始めてしばらく経ったある日、ウソのようにさわやかに目覚めた朝があり、それはたぶんお母さんとの交換日記で、心のモヤモヤが晴れていたためだろう、とチアキさんは考えています。

さて、チアキさんの過去を探ってみましょう。

幼少時、チアキさんのお母さんは内職に没頭しており、日曜日以外はチアキさんは祖父に預けられていました。お母さんは家の中にはいたものの、チアキさんにとっては共働き状態だったそうです。

おじいさんはチアキさんのしつけには相当に熱心で、事故で手が不自由なためオムツの交換こそできなかったものの、その他のことはすべて面倒を見てくれたそうです。また典型的な頑固親父で、すぐ「根性が足りん」と言い出すようなタイプでした。チアキさんはこのおじいさんの思い通りの子になるよう、つねに強い圧力を受け、おじいちゃんの考えに振り回されるようにして幼少期を過ごしたと思われます。

また、父親は何ごともその父親、つまりチアキさんのおじいちゃんの言う通りにふるまう人で、チアキさんに対してもおじいちゃんとまったく同じことを言います。母親はそんなおじいちゃんとお父さんに対する遠慮が強く、一切チアキさんをかばってくれなかったそうです。

チアキさんは内心せめておばあちゃんが世話してくれたら、と思っていたそうですが、おばあちゃんは3歳年下の弟を溺愛し、その「しつけ」に没頭しており、チアキさんにはかまってくれませんでした。

すこし脱線しますが、この弟さんは高校時代いわゆる「ヤンキー」で、現在はいいお父さんになっています。お母さんの愛情が足りず、祖母の強い過干渉を受けて育ったのはチアキさんと同じながら、やはり女性としての祖母の代理母効果と、「ヤンキー」になったことに見られる外に発散できるキャラクターのせいで、チアキさんのようには深いキズを負わずにすんだと思われます。

ただ、可愛がられなかったチアキさん同様、可愛がってもらった弟さんも、おばあさんの施設を訪ねる気が起きないと言いますから、やはり代理母の愛情が子どもの成長に及ぼす影響は限定的で、なかなか実母のようにはいかないようです。

数年前におじいちゃんが亡くなった時、一時的にチアキさんの症状が治まったことがありました。

その理由は、お通夜やお葬式、法事などを通して、家族や親戚の方々とおじいちゃんの思い出話をしたせいだろうということで、これはチアキさんの的確な自己分析です。

チアキさんはカウンセリングを希望し、薬はもし必要ならば、と前置きして睡眠導入剤だけの処方を希望しました。

私はまず、「必ず治ると信じる、あきらめない、あせらない」という3つのキーワードを彼女にのみこんでもらいました。

さて、例の交換日記を読ませてもらうと、チアキさんの書き込みに対するお母さんの返事が淡白なのが目にとまりました。「チアキさんの思いをしっかり受け止めてない」と感じたのです。

このケースもやっぱりチアキさんの幼児期のお母さんとの関係、さらにはお母さんの生い立ちまでに目を向けなければ、症状の改善には至らないということが予想されました。

そこで、チアキさんとのカウンセリングを開始しましたが、以下にやりとりを要約して再現してみます。

「先生、私の心の中に5歳ぐらいの子がいて、ずっと泣きつづけているような感じです」

「赤ちゃん返りしちゃう人だっているんですよ」

「1年で治る過食の施設があると聞きました」

「いや、過食症という病気は母親の愛情不足を満たそうとする行為です。そうした欲求を満たすことができない限り、そういうところに行っても効果は期待できないと思いますよ」

「私は仕事が好きです。というか、生きがいと言ってもいいです」

一般に過食症の患者さんには愛情不足の方が多く見うけられます。チアキさんには失礼ながら、歯科医院には外科的な要素が多く、歯を削ったりする治療行為で、攻撃願望を満たしてくれる要素が多分にあります。歯科医院での仕事がチアキさんの秘めた欲求を満たしてくれる部分もあるのかもしれません。

「私は、モモ（チアキさんの愛犬）が大好き」

「あなたの一番の理解者なんだね」

「母は父にも、祖父母にも頭があがらない、気の小さい人です。私と父との争いでは、母は常に父の味方です。私がおじいちゃんに怒られたりすると、お母さんは理由も聞かないでひたすらおじいちゃんに謝ってました」

「お母さんは自分を守ることでいっぱいで、あなたを守る余裕がなかったのかな」

「母は優しいから……」

「優しいところもあるけど、あなたをかばわなかった。いい嫁と思われることで自分を守ろうとしたのかな？　子どもを守る強さがない」

「母が私のことを受けとめてくれないという気持ちは、ずっと持ってました。小学校の時、私がカレーを食べたいと母にせがんだときも、母がまず弟に希望を聞いて、弟の好物の鍋焼きうどんをつくったのは、子どもながら大ショックでした」

「祖父は生前、私に『保健婦になれ』としつこく言っていました。父も祖父と一緒になって私を責めたてましたが、私はそのような気はまったくありませんでした。歯科助手になってしばらくしてから祖父に、『いつまでそんな仕事をしているんだ』と言われたのは、本当に気分が悪かった。正直言って、私は父も、亡くなった祖母もキライです。よく父には呼びかけても無視されることがあり、そんな時は殺したくなるほど怒りで胸がいっぱいになります」

亡くなった人に命をあげたい、死にたいと思ってしまう、人を信じる気になれない、という時もあるチアキさんですが、それもすべてチアキさんのこのような幼児期からの家庭環境、自己中心的な祖父とその言いなりになった父親とによる過干渉、そしてそれ以上に、影の薄い母親から十分な愛情を与えられずに育ってしまったことに原因がありそうです。

基本的にしっかり者のチアキさん、自分の判断で薬を出さないでくださいということだったので、薬は処方しませんでした。

ある日、木田恵子先生の『こころの真相』と『その時、子供はどう思うか』の2冊を貸してあげました。1週間後、本を返しにくる時、初めてお母さんを伴ってやって来ました。お母さんにあとで聞いた話では、チアキさんはお母さんに、

「お母さん、私がなんで病気になったかわかる？　お母さんが普通ならそれで病気にはかからないんだよ。もともと私には悪いところなんてないの。カウンセリングが必要なのはお母さんの方。お母さんが性格を治せば自分も治る」と言ったといいますから、ある意味ではチアキさんは自分の症状を冷静に把握しているといっていいでしょう。

私の考えもおおむねチアキさんと同じで、以後、おもにカウンセリングに通院してもらうのは、お母さんの方になりました。

カウンセリングをしてみると、お母さんは農家の三人きょうだいの末っ子として生まれ、チアキさん同様、忙しい母親から十分に愛情を注いでもらわなかったこと、それどころか声さえもあまりかけてもらえずに育ってしまったことが分かりました。ここにも「子育ての負の連鎖」が見られます。

お母さんは自分は無口な父親に似ていると思っていましたが、繊細で鋭いところのあるチアキさんにむしろ世間体を気にしていた母親に似ていると指摘され、大きなショックを受けたそうです。同居していたご主人のご両親が、まさに世間体を気にするタイプでした。

結婚後は夫にも義理の祖父母にも逆らえず、常に顔色をうかがって生活していました。

責任をとりたくない、という気持ちが強いため、ちょっとしたことでも「お父さん、お父さん」とご主人の判断をあおいでから実行に移します。

それだけでなく、過食症にかかって以来、お母さんの言動でチアキさんの気分に浮き沈みがあることが分かってからは、お母さんはチアキさんの顔色さえ常にうかがっていることが分かりました。

気をつかうあまり家族と会話がないお母さんは、無言の時間が苦痛だということです。そんなお母さんの心を察して、チアキさんは、

「お母さん無理して話さなくていいんだよ」と言ってくれたそうです。

お母さんの自分を守ろうという気持ちが強すぎると、無防備にされた子どもはつぶされてしまいます。チアキさんのお母さんはこういう態度を変えたいとはいつも思っていたそうですが、具体的にどうすればよいかは分からず、悩んでいるようでした。私はお母さんに、

「チアキさんの心は小さい時のお母さんの愛情不足が原因で、5歳から成長できていません。オトナだと思わず5歳児の言うことだと思って、チアキさんのすべてを無条件に受

け入れるようにしてあげてください。たとえ形だけでも、いつもニコニコしてチアキさんに接するようにしてください」と指導し、

「お母さんが変われば娘も変わる」と言い聞かせました。

最近、チアキさんの発案で、お母さんとチアキさんは同じ部屋で寝ています。最初は離して敷いていたフトンが、だんだん近づいていっているそうです。お母さんに甘えたいという気持ちの現われで、チアキさんの回復にとってとてもいいことだと思います。

また最近、チアキさんがお母さんにいろいろ頼んで、その結果でお母さんを試すようになりました。たとえば、

「台所にテレビを置いてよ」と甘えながら言ってきましたが、

「ちょっと待っててね」と気のない返事をすると、その日は怒って並べたフトンを片づけてしまったそうです。

また、法事で4日間家をあけるしかなくなり、チアキさんのことが心配で気が気ではありませんでしたが、書き置きだけ書いて出かけると、チアキさんから「ユルセナイ！　カエッテクルナ！」というメールがきたそうです。

「そういう時は、必ず目を見て、直接言葉で言うべきですよ」と指導しましたが、もっとも家に帰るとチアキさんは平静だったそうで、これは一時は憤慨したものの母を求める気持ちが勝っているせいだと考えられます。

お母さんがカウンセリングに来院するとき、チアキさんが車で送ってきて、そのまま車の中でお母さんの帰りを待つことも何度かありました。お母さんがカウンセリングで変わってくれると期待するチアキさんですが、いずれはもう一度チアキさん自身のカウンセリングにもどり、彼女の心の成長具合を診察させていただくことになります。

外ではひと一倍の頑張り屋さんなのに、家ではようやくお母さんに甘えることをおぼえたチアキさん。実年齢と精神年齢の差は、着々と縮まっています。

いつも一緒に（症例＝うつ病）

一昨年の晩秋、ジュンコさんというお母さんが、うつ病と診断されて6年になるヒロミさんという23歳の娘さんを伴ってカウンセリング室を訪れました。

1年たらずの治療で、かなりの効果をあげられたと自負していますが、昨年、ジュンコさんが手記を書いてくださり、それが治療に向き合う家族の心情をとてもよく表わしていますので、支障のないかぎり原文に則して紹介させていただきたいと思います。

《ヒロミは16の時、うつ病と診断されました。生まれてこのかた、ずっと元気だった娘が、突然です。食事がとれなくなり、動くことがおっくうになり、いろいろなところの具合が悪くなり……。でも、つらいながらもなんとかふつうに近い生活はできていたと思います。

でも成長するにしたがい、世間や他人との関係がふえてくるにつれ、うまく接することが心も体もだんだんむずかしくなり、とても苦しんでいました。

これまで、何人もの精神科の先生にみていただきました。漠然とではあっても、「ヒロミがこんなことになったのは心の底になにかがあるはず」と、ワラをもすがる思いで先生がたにいろいろおうかがいしたのですが、こちらのいいたいことは半分も通じず、もどかしさとくやしさに泣くことばかりくり返し、「心の問題」を考えてくださる先生には、なかなかお目にかかることはできません。

なかばあきらめていたときにお会いしたのが、小松先生でした。

11月の初旬でした。ヒロミとわたしのふたり、通されたお部屋は陽の光がやさしくさしこむ、明るく、落ちついた雰囲気の和室でした。小松先生は、ゆったりとしたイスに腰かけ、にこやかに迎えてくださいました。

やわらかなソファーに腰をおろしたのですが、〝診察室〟というイメージにはほど遠いようすに、少しとまどいました。

ふたりでこれまでのことを話しはじめると、先生はそばにいる看護師さんともども、「うん、うん」とやさしくうなずいてくださり、

「ああ、もっと話してもいいんだ。ちゃんと聞いていてくれるんだ」と、わたしは息もきらさず話していたのです。

話すうち、涙があふれ、かたくなな心が溶けだし、開いていくのを感じていました。先生は、ヒロミとわたしをしっかりと受けいれてくださったのです。

先生がはじめて意見をおっしゃったのが、

「お母さんの愛情が違っていましたね。無償の愛ではなかったね」ということばで、それを聞いたわたしは、正直「は?」というより「エッ?」という感じで、その場で理解することはできませんでした。

3回診察を受けた直後(忘れもしません、18日後です)、ヒロミはそれまでになかったようすを見せはじめました。これまで話したことのなかったさまざまなことを思いだし、いやだったこと、つらかったこと、悲しかったこと、つぎつぎと話しはじめたのです。

そのことを先生に報告すると、

「この本を読んでみて」と小松先生を指導した先生(木田恵子先生)が書かれた精神分析についての本を貸してくださいました。

先生に指摘された〝愛のかたち〟ひとつとってもまだ飲みこめないでいたわたしは、その答えを知りたい一心で読みふけりました。そしてこの本との出会いが、わたしに希望の光をあたえてくれたのです。安堵感にも似た気持ちが、わたしの胸いっぱいにひろがりました。

「これからが大変ですよ、お母さん」という先生のことばをよそに、
「もうだいじょうぶ。ぜったいふたりで乗りこえられる」。そう思いました。そこには、正体のしれない不安に押しつぶされそうになっていた、いままでの弱い自分はもういませんでした。

その答えというのは、娘に問題についてではなく、実は母であるわたしの問題についてだったのです。

自立していないのは、ヒロミではなく実はわたし自身であったことを、気づかせてもらったのです。わたしの心の成長のスタートでした。

いたらない母親に、
「お母さん、まちがってるよ！」と、ヒロミが心と体をいためながら、命がけで教えてくれていたのです。

娘の病名はうつ病ですが、不登校、引きこもり、非行、家庭内暴力、リストカットなど、他人を傷つけ、自分を傷つけ、形はちがっても、根はみんな同じ愛情の不足なのです。どうしていままでこんなにも簡単で、こんなにも大切なことを見すごしてき

たのでしょうか。

わたしはまず、自分自身を見なおすことからはじめました。自分の生まれ育った環境、父母の性格、そしてわたしたちに対する接しかたなど、それらをすべて認めたうえで、はじめてヒロミを見ました。

ヒロミはただ、〝真の愛、無償の愛〟がほしかったのです。それが不足しているため、心の成長ができずにいたのです。

わたしは愕然とする思いでした。自分のおろかさで、大切な娘をこんなにも傷つけてしまったこと、謝っても謝りきれることではありません。

もうわたしは〝自分〟は捨てました。ヒロミのすべてを認め、受けいれ、徹底して寄りそうことに決めたのです。「いつもいっしょにいようね」という気持ちです。

精神分析の本によれば、子どもというものは〝三つ子の魂百まで〟といわれる通り、3歳ころまでに心の基盤ができるそうです。そのころまでに、真の愛情、無償の愛情という、これから生きていくために絶対に必要な〝心の栄養〟を十分にもらっていれば、現実のどんな問題も乗りきるだけの力がつくそうです。

わたしにはヒロミの3歳上の息子がいます。

息子は小さいときから体が弱く、手がかかったこともあり、じょうぶだったヒロミは、小さいころからなんでもひとりでできる〝がんばり屋〟でした。いえ、まわりが彼女をそうさせてしまったのでしょう。

母に命をあずけている無力な子どもは、大切な母のために、けなげにがんばるそうです。悪いことに子育てにへんな自信があり、〝一所懸命〟だった母のわたしにこたえようと、ヒロミはがんばりつづけたすえに、心が折れてしまったのです。

無意識のなかに息をひそめていた過去の悪魔におそわれるつらい日々、心を開きあってわたしとヒロミはともに闘いました。〝いつも一緒に〟です。

そんな日々がおそらく半年ほどつづいたのですが、そのさなか、ヒロミに不思議なようすが現われました。

〝心の退行現象〟とでもいいますか、まさしく自分が生まれ変わるための作業ではないかと思います。

昼夜逆転したネンネの赤ちゃんの時期から、遊びをおぼえはじめた乳児期、つかまり立ち、と、3歳までの成長をそのままなぞったような半年でした。

わたしは24時間ヒロミのそばにいて、手をにぎり、体をさすり、抱きしめ、同じ話をくり返すたびに何度でも真剣に聞き、考えました。

「あなたが大切、愛しているよ」という想いで、です。ともに泣き、ともに眠りました。

その半年の間、ヒロミはわたしに対する本心を少しずつあらわしはじめました。

はじめは、

「キライ！」と拒否するばかりだったのが、だんだんに心をひらき、こんなことを言いだしたのです。

「いいかげんに聞かないで！　わたしをちゃんと見て！　見はなさないで、無視しないで！　追いかけてきて！」などなど、です。

「そうだったのか。この子はそんなふうに思っていたのか。そうしてほしかったのか……」と悟ったとき、わたしは申しわけなさに涙がとまりませんでした。そして、

「お母さんには、何をいっても怒られないってわかった」といわれたときには、や

っと通じたといううれしさで、胸がいっぱいになりました。

わたしの夫は、仕事から帰ると毎日わたしの話を聞いてくれ、ヒロミのことをそっと気づかいながら、わたしを大きな心で支えてくれました。いつも、「だいじょうぶ。きっとうまくいくよ」とはげましてくれました。家族みんなの心の協力があればこそ、です。

ついにヒロミは、2カ月ほど前から自分の心で動けるようになりました。あのつらい日々がうそのようです。まだまだ不安はありますが、明るい未来を信じていきます。

わたしに、わたし自身の〝育ちなおし〟と、娘の〝育てなおし〟を体験させてくれたヒロミに、心からの感謝を送ります。

「ありがとう、ヒロミ。これからもよろしくね」》

子どもを責めるな（症例＝不登校）

小学校6年生のツバサくんが、「学校に行けない」と40代のお母さんのコズエさんに付き添われてやってきました。

ほかの病院に通っていましたが、なかなか治らないということです。

スポーツ少年団に入ったのですが、練習に行こうとすると不安でドキドキし、息が苦しく、また過呼吸になってしまいます。そうするうちに、今度は学校にまで行けなくなってしまいました。

ツバサくんは、

「学校に行こうとすると下痢になる、夜眠れない」と訴えます。

コズエさんとツバサくんの家庭は、おじいちゃんとおばあちゃん、コズエさんとご主人、16歳で高校生のお兄ちゃんとツバサくんの6人家族。お兄さんには不登校その他の問題はなかったということです。

コズエさんは働いていましたが、来院1カ月前に仕事をやめたそうです。

コズエさんによると、共働きが長く続いたため、子育ては祖父母に任せっきりだったそうです。

お兄さんはおもにおばあちゃんが世話をしてくれていましたが、ツバサくんの方はおじいちゃんが面倒を見てくれていました。

社交的で、お兄ちゃんを連れ歩いて外出することが多かったおばあちゃんに比べ、おじいちゃんは外出することも少なく、またコズエさんは、休みの日にもお兄ちゃんの部活の応援で忙しく、ツバサくんにはあまり目が向かなかったそうです。

カウンセリングの最初に分かったのは、ツバサくんを産んだあと、パニック障害になっていた、ということです。

この家にお嫁に来た時、コズエさんは、家族がバラバラでしかも姑の権力が強い、と感じたそうです。

コズエさんはいつも仕事と家事に追われ、心の余裕がなく、また祖父母の前ではいつも遠慮して生活していたそうです。

ふたり目のツバサくんが生まれることでさらに忙しく、さらに余裕がなくなってパニックを起こすようになり、そうした母親の不安が生まれたばかりのツバサくんに移ったと考えられます。

「わたしが育った家は、お金はなくてももっとゆとりを感じさせる家庭でした」とコズエさんは言います。

学校に行けなくなったツバサくんは昼夜が逆転、朝は10時すぎまで寝ており、起きれば一日中ゲームをしています。家族みんながあせってしまい、おじいちゃん、おばあちゃんは口々に、

「学校に行きなさい！」「がんばれ！」と責め立てますが、自分の立場を弱いと感じているコズエさんは、ツバサくんをかばってあげることができません。

状況が分かってきたので、私はコズエさんにツバサくんへの接し方を変えるように指導しました。

ツバサくんの言うことは何でも聞いてあげるようにし、何ごとも強制することをひかえるように。また、無理に学校に行かせようとせず、保健室登校などもさせないように言い

ました。

何より、コズエさん自身がストレスをためないようにすることが大切だと言いました。カウンセリング開始後1年が経過し、コズエさんはツバサくんのことをひたすら見守ろうという心境に、ようやくなれたようです。

「生きていてくれさえすればいいんだ」

「おまえが何より大切なんだ」と素直に思えるようになりました。

すると、ツバサくんもコズエさんのいうことに本当の意味で耳を傾けるようになりました。それまでのツバサくんは自分を押しころしてただコズエさんに合わせようとしていただけだったのですが、今度はコズエさんと対話しながらも、はっきり自己主張することができるようになってきたのです。

ようやく分かってきたことですが、先に述べられているように、コズエさんは自分の実家は嫁ぎ先に比べれば円満なよい家庭、と意識していました。が、実はコズエさんの生い立ちにも、少し現在の状況を生み出す原因があったのです。

コズエさんは自分の祖父母から、初孫として溺愛を受けて育ちました。しかし4歳のとき、弟が生まれると、自分はいい子でなければならないと無意識のうちに振る舞うようになったようです。そうすることで愛情の対象が弟さんに移っていく現実に対して、心の平衡を保っていたようです。

男の子ではあっても長男であるお兄ちゃんを、長女であった自分自身と重ね合わせ、とても可愛がりました。一方、次男であるツバサくんのことは自分の弟と重ね合わせて、無意識のうちに差別してしまったのです。

そうしたコズエさんの長女としての辛い無意識の記憶が影響し、またお兄ちゃんを育てた経験から自分はもう育児には馴れているという思い込みもあり、ツバサくんに対する差別的な対応につながった、ということにコズエさん自身が気づいたのです。

コズエさんへのカウンセリングによって、1日も早く学校に行ってほしいと焦る気持ちがふっきれ、ツバサくんのありのままが大切であるということに気づくまでに、ほぼ1年かかりました。

ツバサくんの苦しさを理解し、徹底してツバサくんに寄りそうことで、ツバサくんにも変化が出てきました。

床屋くらいならひとりで行けるようになったし、それまで緊張しながら食べていた食事が、おいしく食べられるようになった、と言います。

ツバサくんにはアトピーの症状もあるのですが、

「お母さん背中をかいて」と甘えてきたり、外出しようとすると、

「お母さん出かけないで」と3歳児のように母親を慕う、赤ちゃん返りの現象が現われました。

今ではコズエさんと散歩するほか、お父さんとキャッチボールを楽しんだり、ペットの猫を可愛がったりできるまで回復してきました。

そんなツバサくんのいきいきとした変わりようを見て、コズエさんは、

「無理してまで学校なんて行かなくても、どうってことない」とまで思えるようになったのです。あわてなくても、そのうち自分から学校に行ってみたくなる時も来るでしょう。

その時までコズエさんは、ツバサくんの気持ちに寄り添いながら、見守っていこうという気持ちになりました。ツバサくんもまだ学校には通っていないものの、家の中ではとても明るくなり、親子で外出したり、お父さんと楽しく遊んだりできるようになりました。

ところで、不登校の治療の最中、保健室の先生の突然の家庭訪問があり、ツバサくんが大きく動揺する、という出来事がありました。

どうしても学校に行けない、という苦しみからやっと解放されつつあるツバサくんには、学校にもどることを強制する使者であるかのような先生の来訪は、大変なショックだったはずです。こうした場合、学校はあらかじめ本人の意思を確認したうえで、訪問すべきかどうかを決定するべきでしょう。

三つ子の魂百まで（症例＝不安障害）

昔の人の達見にはしばしば驚かされますが、「三つ子の魂百まで」ということわざがあるのはご存知でしょう。精神分析の考え方はまさにその通りで、生まれつきの素質であるとか、気質というものは認めますが、「持って生まれた性格」というものはなく、人間の基礎的な性格は、3歳児ころまでに家庭環境、とくに母親との関係が大きく作用して形成されると考えられています。ですからこの時期、母親の愛情をきちんとした形で与えられずに育てられた子どもは、性格のどこかに必ずその影響が現われます。

山並みが紅葉に染まりはじめたある日の朝、わが医院を30代後半の主婦・ケイコさんが訪れました。

彼女の生い立ちは、祖父母、父母、妹との6人家族でした。銀行員のお父さんはいわゆるお婿さんで、お母さんに頭があがりません。母はお嫁にいくとき困るからと、ケイコさんを非常に厳しくしつけました。

しかし、ケイコさんの意識では自分は祖母に育てられたと感じており、たとえば夜眠る時は常に祖父母と一緒だったそうです。祖父は昔気質で、怒ると本当に怖い人でした。また祖母と母はケンカが絶えず、ケイコさんはそのつど母からも、また祖母からもあたり散らされたそうです。

まだ幼かったころ、自家中毒のせいで車の中で吐いてしまい、実母に激しく怒られたことがあり、その時から食事を少ししかとれなくなってしまいました。怒られた時の恐怖を忘れようとしても忘れられません。「断ち切らなければならない自分がいた」とケイコさんは表現しています。

またその事件以後、現在に至るまで、乗り物に乗るのが怖く、無理して乗ると条件反射的に吐いてしまう。そればかりか、遠足や旅行など、乗り物に乗らなければならない予定があると、その1週間前から食欲不振で吐き気がします。

ケイコさんのカウンセリングは1カ月に2、3回のペースで行われました。

ケイコさんには娘さんがひとりいます。初夏のころ、急に暑くなった日、ケイコさんがパートタイムで勤めている職場のエアコンが冷えすぎで、ケイコさんは体調を崩しました。そうなると、自分の体調に対するイライラをそのまま娘へぶつけてしまう。可愛いと思っていながら娘のことを可愛がれない自分がいるようです。娘さんは、ケイコさんにあたられるたびに父親に相談し、味方になってもらっているようでした。

またある時、エレクトーンを習い始めたのに練習をしない娘さんを見たケイコさんは、「練習したら欲しいものを買ってあげる」と約束したそうです。

これについてはカウンセリングの時、欲しいものを与えることで何かをさせる、というしつけは子どもの成長によくない影響を及ぼす、と指摘しました。

その娘さんは夜泣きで、眠ってから1、2時間後に急に泣きだし、起きあがり、何かを怖がって部屋を出ようとすることがたびたびでした。完全に目が覚めると、ようやく落ち着きます。

そのころのケイコさんは自分のことで精一杯で、娘のことを心配する余裕もありません。そこで私は、「形だけでもいいから娘と添い寝し、手を握っているよう指導しました。するとと安心した娘さんはわずか2、3日でそのような行動をとることがなくなりました。

ケイコさんには、パソコンをする時や、ペットボトルからコップに水を注ぐ時に手が震える、という悩みもありました。私は無理にそうした症状を押さえ込もうとするのではなく、なったらなったで、あるがままにするように勧めました。

こうしてカウンセリングを進めるうち、ケイコさん自身が自分の育ち方に目を向けるようになっていきました。そうすると、少しずつ自分の娘には優しくできるように変わっていきました。

となると今度は、娘さんはしょっちゅう抱っこをせがんできます。でも、そうなれば今度は「うるさく感じる自分」が目を覚まします。娘さんが自分の実家に遊びに行ってしまった時などは寂しさを感じ、家に帰って甘えてくるとうるさく感じてしまう。まだ上手に娘さんに対する感情のコントロールができないでいました。しかし、ケイコさんは通院を欠かさず、誰にも言えなかったことを聞いてもらえる場所ができたので、ずいぶん気持ちが楽になった、と言ってくれました。

また、実家の母親が、自分や娘さんに「ああしなさい、こうしなさい」と時々文句を言ってくるのも悩みのタネです。

また、職場に遅刻するのが怖いといつも感じており、そう思う時は常にお腹が張った感じがします。

さらに娘さんの学校が休みの前の日は、娘を義務感でどこかに連れて行ってやらねばと思うと気になってしようがない。しかしケイコさん自身はどこにも出かけたくない。そのために夜中に目が覚めて、どうでもよいことを延々と考えてしまう。

また、妹さんのことを聞いたり、考えたりしていると、気分が悪くなってくるということでも悩んでいました。

カウンセリングを始めて1年後の秋、娘さんがクラスでいじめにあっているということが分かりました。

担任の先生は頼りにならない。男子は単純なので口で言って聞かせることができるが、女子は口で言ってもだめだ。陰でいじめられる、とケイコさんは訴えます。娘さんはお腹が痛い、学校に行きたくないと言い出し、ケイコさんも胃が痛く、疲れる日々が続きました。

いじめは半年ほど続きましたが、娘さんが同じくいじめられていた女の子と仲良くなり、一緒にいるようになるとようやく落ち着きはじめました。いじめと闘う日々の中で、先にも書いたような添い寝をしたり、手を握ったりとスキンシップを欠かさずにいたところ、娘さんが「あのね、今日ね」と学校であったことを毎日少しずつ話してくれるようになり、ケイコさんは聞き役に徹して娘さんの話を聞くようにしました。そうすることによってだんだん元気が増していったということです。

ケイコさん自身が幼少期のお母さんの愛情不足に原因のある未解決の心の問題を抱えているのですから、頭では「わが子を可愛がらなければ」と思っていても、なかなか気持ちがついていきません。しかし、ケイコさんが私たちのアドバイスを受け入れ、たとえ形からであるにせよ、抱っこや添い寝などのスキンシップにつとめた結果、ケイコさんの努力は娘さんの症状を改善する力になり、現在、娘さんには何の症状も出ていません。

子どもの気持ちに添うことで、母親本人よりまず子どもが救われた例です。

ケイコさんは、職場で忙しそうにしている同僚を自分がひまそうに眺めている、と誤解され、責められている気がしてなりません。私はその原因が何をしても母親に責められたケイコさんの幼い頃の育てられ方にある、ということを話して聞かせました。その時の会話です。


「先生のおっしゃることは分かります。お母さん、あなたのせいです、と母に言えればいいんですけど……」

「お母さんはお年だし、家族間での力関係も徐々に逆転していきます。少しずつお母さんに打ち明けていけばいいんですよ。子どもには何の罪もないんです。大人が弱い子どもに自分のイライラをぶつけてくるんですよ。今まで言いたいことを言えなかった人にそれを言えるようになれば、もう全然違います。回りくどくても、少しずつお母さんに自己主張してみたらいいんですよ」

「精神的に自立できて、対等の関係で話ができればいいんですけどね。いざ言おうとすると、まるで条件反射のように口が開かなくなって」

「強く言わなくてもいいんです。ため込まないで小出しに言えばいいんです」

「条件反射なんでしょうか……」


ケイコさんの例は、ケイコさんの母親が生まれたばかりのケイコさんにキチンと向き合わず、子育てを代理母であるケイコさんの祖母に押しつけた結果です。

夜寝る時はいつも祖父母と一緒だったというケイコさんが、自分の娘を育てている時にさまざまな神経症的な症状を訴えるのは、誕生と同時に実母の愛情を求める人間の根源的欲求が満たされなかったイライラが積もっているからです。

とくに、車の中で吐いてしまったときに母に激しく叱られた経験は、それまでの我慢と忍耐の限界を超えてしまう出来事だったのです。車に乗っている時だけではなく、乗らなければならないと思っただけで食欲がなくなり、吐き気が襲ってくるほどに。

ケイコさんは、カウンセリングを通じて自分の育ち方を振り返れるようになった時、症状がようやく改善に向かう兆しが出はじめました。自分の子育てを半ば放棄した母親に対する心からの怒りや悲しみを表現できるようになれば、回復は徐々に進むと考えられます。乳幼児期に母親との関係を失った子どもは、自分らしさを失い、さらに次の世代である自分の子どもにまでそのキズを伝えてしまうのです。まさに、「三つ子の魂百まで」なのです。

ケイコさんのケースも、医師が患者さんの訴えを最低20～30分の時間をかけてじっくり聞く、ということを何回もくり返していかなければ解きほぐすことのできない、深く重いものでした。ケイコさんには母親から受けた無意識の呪縛から解放されて、自分らしさを取り戻して明るく生活してもらいたいと願っています。

親が変われば、子どもは変わる（症例＝ひきこもり）

第2章で、ひきこもりの青年の症状を治療するのに、青年本人ではなく相談に訪れたお母さんに対するカウンセリングによって、母親の息子さんとの接し方を改めてもらい、結果として青年の症状を改善することに成功した、という例を紹介しましたが、ここでも同様の例を紹介し、母親に具体的にどのような接し方をしてもらったか、を説明します。

母親をマサコさん、息子さんをマサヒコさんとしましょう。

マサコさんは両親が共働きで、またお母さんとおばあちゃんのいがみ合いがひどく、暗い幼児期を過ごしました。隣りの芝は青く見える、といいますが、よその家の子にはマサコさんのような寂しさや悲しさはないもののように思われ、いつも羨ましく思っていました。

そのため、せめてよその子に勉強では負けまいと、一所懸命がんばるような子供でした。時が経ち、マサコさんは結婚してマサヒコさんが生まれ、さらにもうひとり男の子を授かって、幸せな生活を送っていましたが、マサヒコさんが25歳になった7年前に、ご主人を突然失いました。ここで子ども時代に身についた努力家の性質が再び顔を出し、子どもたちは自分がしっかりと育てていこう、と強く決意しました。とくに長男であるマサヒコさんは、亡くなったご主人の跡取りとして立派な人間にしようと決心したそうです。

また、亡くなったご主人の兄弟たちも、こぞってマサヒコさんに期待し、口々に彼を励ましたということです。

ところが、ご主人が亡くなって3年目くらいから、マサヒコさんに引きこもりの症状が現われました。

家にはマサコさんの仕事の関係から、宅急便が頻繁に届きますが、マサヒコさんは配達の人の呼びかけに応えようともしません。最近ではマサコさんと激しい口論をくり返すようになり、たまりかねたマサコさんが、私のところへ相談に訪れたのです。マサコさんとの対話を、要点だけですが再現してみます。

「亡くなった主人の兄弟はじめ、親戚の皆さんはマサヒコの顔を見るたび『頑張ってるか、仕事見つかったか?』と聞いてくれるのですが、マサヒコはそのつど、露骨に不機嫌なそぶりをするんです。私はそのつど『みなさんマサヒコのことが心配で、ああおっしゃってくださるのよ。少しは感謝しなさい』と叱るのですが、そうするとマサヒコは、イライラして手がつけられないほど荒れます」

「親戚の方は心配してよかれと思っておっしゃるにしても、今のマサヒコさんにはそれが大きな負担で、言われるたびに非常に傷つきます。お母さんから親戚の方々に、今後そうしたことをマサヒコさんに言わないように頼んでください。もちろん、お母さんもそのことでマサヒコさんを叱らないようにしてください」

マサコさんは納得がいかない、と言っておられましたが、私の指導の通りにしてくれました。

「私が仕事が忙しいとグチをこぼすたびに、マサヒコが腹を立ててあたりちらします。なぜなんでしょう」

「マサヒコさんはあなたが常に仕事を優先させ、彼のことを考えてくれない、と感じるからです」

「だって先生、マサヒコはもう32なんですよ」

「今のマサヒコさんが怒っているのではありません。幼い時、あなたが仕事にかまけてマサヒコさんをかまってあげなかったことを連想し、それで怒りが込みあげてくるのですよ」

「マサヒコが夜、自動車のエンジンをかけたら、隣りの方に『近所迷惑だ』と注意されたのですが、いまだにそれを恨んでいて、事あるごとにそれを口にします。なぜ、そんなにしつこいんでしょう」

「あなたが小さい時からマサヒコさんを受け容れてあげてこなかったから、他人から非難されるとそれが小さなことでも耐えられないほど強く感じてしまうのです」

「小学生の時、クラスの友達とケンカして殴られたことがあるんです。その時、私が相手の親のところに謝らせにいかなかったといって、突然非難するんです。なぜなんですか？」

「マサヒコさんにはお母さんが自分のことをかまって欲しかった、振り向いて欲しかったという悔しさが常にあり、昔のケンカを思い出すことによって、かばってくれなかったお母さんの連想につながり、それが噴き出してくるんです」

「主人が亡くなった時、マサヒコが自分から遺品の整理をしてくれました。その時『いるものといらないものを分けて』というので『忙しくて無理』というと激怒しました」

「忙しさを理由に遺品の整理をしないあなたの姿から、仕事のために見棄てられたお父さん、仕事のために見棄てられた自分と、重ね合わせて連想したんです」

マサコさんは私からのアドバイスに納得がいかないこともたくさんあったようですが、我慢して私の言う通りにしてくれました。そのため、カウンセリングのかなり早い段階から目に見えて接し方が変わってきた母親を見て、マサヒコさんはマサコさんに毎週、私のところに通院するようにせき立てるようになりました。

それまでいろいろな宗教を頼ろうとしてみたり、いろいろな人にアドバイスを求めにいったりしていたマサコさんに、マサヒコさんは小松医院のカウンセリングだけにして、と注文をつけるようになったのです。

初めに述べたように、マサコさんは幼児期、嫁・姑の争いの中で育ち、お母さんの愛情を十分に得られなかったため心を閉ざし、愛情不足からくる心の空白を埋めようと小さい時は勉強に、社会に出てからは仕事にと、懸命にがんばることで心のバランスを保ってきたのでした。

マサコさん自身が愛情不足で育ち、そのためマサヒコさんに愛情を持って接することができず、マサヒコさんの気持ちを理解することもできなかったのです。

マサコさんはカウンセリング中に母親に愛されなかった子どもの自分を思い出して涙を流し、マサヒコさんに対して冷たかった自分を反省するようになりました。そうなるとマサヒコさんは、当院への通院を、ますますお母さんに勧めるようになっていったそうです。

最近、父親の七回忌の喪主をマサヒコさんに務めさせるかどうかについて、マサコさんからアドバイスを求められました。マサヒコさん本人の意思はどうかと尋ねたところ、本人は自尊心が強く、喪主を務めたいのはやまやまではあるけれど、人前に立つことに自信がないということだったそうです。

そこで私は、お母さんがそばについていて、そっと支えてあげれば大丈夫、とアドバイスしました。

引きこもって3年目、宅急便の配達の人に返事さえできなかったマサヒコさんは、お母さんの態度が変わったことで目に見えて好転し、喪主さえ努めた最近では、お母さんの仕事に積極的にアイデアを提供してくれるまでになりました。

最後にもう一度、マサコさんに守ってもらったアドバイスを整理しておきます。

・子どもの考えを理解するよう努める。
・子どもの考えを否定しない。
・おとなではなく成長していない子どもとして接する。
・長所を見つけほめる。
・温かい目で見守る。
・答えを要求しない。
・何かしてほしい時は軽く言葉をかける。

これらをきちんとマサコさんが実行してくれた結果、マサヒコさんの心は急速に成長し、32歳の年齢に追いつくまで、あと少しです。

おわりに――やさしい精神分析療法――

心につける薬

心理関係の本、というと作者の考えを理屈っぽく紹介するものが多く、一般の読者には分かりにくく難しいものになってしまうというイメージを抱いていました。そのためこの本では具体的な症例をできるだけ多く取りあげ、そのひとつひとつを分かりやすく説明することにしたのです。

「なぜ、このような症状が出るのか、どのようにすれば治るのか、またはどんな先生に診てもらうべきか」を丁寧に書いたつもりです。

そこで本書中の説明、また症例の解説と重複してしまうかもしれませんが、本書をまとめるにあたって、ここでもう一度、お子さんが心の病にかかってしまったお母さん、お父さんに、お子さんへの基本的な接し方を述べておきます。

何よりもまず、「あせらず、あきらめず、必ず治ると信じる」ことです。

お子さんはあなたに甘えられずに、言いかえれば必死であなたに合わせて生きてきたのだから、今度はあなたがお子さんを否定せず、子どもに合わせるように心がけてください。ただし、断っておきますが、これはあくまでも総論です。実際に合わせるとは何か、どう合わせていけばよいのかは、人によって違います。ぜひ本書の数多い症例を参考に、あなた自身がよく考えてください。お子さんをよく観察して、直感を磨いてください。

親の子どもに対する直感力が正しく発揮されるかどうかに、子どもの症状の回復のカギがあります。

上手に子どもに合わせることができた場合、子どもが退行現象（赤ちゃん返り）を起こすことがあります。これはむしろ治癒過程と考えられますので、失敗とは思わないようにしてください。身体は10代、20代でも、一時的に3歳児に返ったと思って優しくし、十分に甘えさせてあげてください。抱っこが必要と思えたら、そうしてあげてください。

くり返しになりますが、お子さんの行動のすべてを肯定的に見てあげてください。笑顔を絶やさず、全身で愛情を表現してあげてください。

心につける薬は、いつだって愛だけなのです。

カウンセリングの現場から

私の医院は山形市の住宅地にあります。患者さんの大半は風邪に代表される内科の患者さんですが、実はわが医院では長年、東京の病院から内科の先生を派遣していただいており、内科の診察はおもにこの先生にお願いしています。

私はというと、午前中いっぱいを使い、病院に隣り合わせた、別室になっている和風の診察室で、毎日、数名の患者さんのカウンセリングを行っています。私自身がこうあるべきだと考える治療を実践しています。

心理療法士の鈴木美輝さん、田中陽子さんというふたりの若い女性スタッフの助けも借りていますが、ふたりは患者さんに対する代理母としての役目を果たすという点では男の私が遠く及ばない能力を発揮してくれる、カウンセリングの心強いパートナーです。

私が精神鑑定医（現在の精神指定保険医）の資格を取ったのは慈恵医大を卒業して6年後の昭和44年のことですが、木田恵子先生の指導を経て私自身が心療内科に集中することになったのは、6年前のことです。私たちの青春時代にはほとんど顕在化していなかった不登校、ひきこもり、リストカット、拒食症や過食症、パニック症候群など、心の病の諸症状を訴える方が頻繁に来院されるようになり、私自身が学生時代に不安障害に悩まされた体験に基づくある思いから、心療内科専門医として医師としての残された時間を生きていこうと考えたのです。

私はひとりの患者さんに少なくとも20分から、できれば1時間程度をかけ、じっくりと患者さんの話に耳を傾けます。といっても、フロイトの考案した「自由連想法」を行うわけではありません。先に述べたような心因性の疾患の多くが患者さんの幼少期の環境、とりわけ母親との関係に原因があることが多く、私は患者さんに寄り添って、心にキズを負った時点にまでさかのぼり、その人が無意識のうちに見ることを拒み続けているその出来事を見にいく、過去への旅のお手伝いをするのです。

旅をするのは患者さん自身であり、患者さんが自分の足で歩かねばなりません。といっても患者さん自身に常には見えていない、無意識の世界への旅です。時として私はただ寄り添い、時折、背中にそっと手をまわす、ひかえめな随行者です。またある時は、先に進むことを強く促すガイドです。

患者さんが自分自身で無意識の領域にある抑圧された心のキズを意識化した時、患者さんの症状はウソのように軽くなることが多いのです（抑圧から解放されると、まず初めに怒りの感情が出てくることが多く、続いて喜びや悲しみといった感情が出てきます）。

中学・高校時代から不安発作や雑念恐怖症に悩まされた私が、大学時代、5年間の間、1回1時間、週3回の完全な自由連想法による治療をしていただいたのが近藤章久先生です。カウンセリングによる神経症治療の基礎を教えていただき、私の治療者としての方向を決定づけるほどの影響を近藤先生から受けました。

近藤先生も東大法学部卒業後、森田療法を習得したいという強い思いから、当時慈恵医大の教授だった森田療法で有名な森田正馬《まさたけ》先生の門を叩いたという経歴を持つ医師ですが、当時私は、森田先生の一番弟子といえるやはり慈恵医大の高良《こうら》武久先生にも、患者として、生徒として、4カ月間指導していただきました（心理療法の実践者を目指す風土が慈恵医大に脈々と流れていることがお分かりいただけるでしょうか）。

近藤先生はアメリカの精神分析学会の重鎮、カレン・ホーナイの「日本人として初めての弟子」（ホーナイ自身の言葉）です。ホーナイはフロイトの高弟であり、またフロムと並ぶ新フロイト学派の中心であり、そして禅をはじめとする東洋文化に大きな影響を受けたことでも知られています。そのホーナイの高弟である近藤先生は、森田療法の権威でもあり、森田療法の欧米への紹介者としても有名です。

また、十数年前に私の末息子が神経症にかかった時、その治療に力を尽くしていただき、それ以来私が心から尊敬し、傾倒してきたのが木田恵子先生です。

木田恵子先生のこと

前述のように、私は40年近く前に精神鑑定医（現在の精神指定保険医）の資格を取りました。しかし、開業してしばらくは、5分間程度の診療が当たり前のいわゆる精神科医になるのには抵抗があり、折々に神経症の患者さんを診察していたとはいえ、医院に「心療内科」という科目は掲示していませんでした。

十数年前、かつての私と同じ症状に悩まされている患者さんがぽつぽつ病院を訪れるようになったころ、私の息子の治療を無理にお願いした木田恵子先生のカウンセリング技術に衝撃を受け、以後、10年間、毎週2時間ずつ、山形という遠方に住む身ゆえ電話を利用した講義を受けました。先生も忙しい中、私たち家族のために時間を割いてくださり、私の妻に至っては、木田先生に心酔し、月2回ずつ東京のご自宅に通い、毎回2時間以上も息子の神経症や子育てへのアドバイスをうかがっていました。

黒田侯爵の孫娘として生まれた木田先生は、日本の精神分析学の始祖である古沢《こさわ》平作博士に、毎日1時間ずつ10年にわたって指導を受けたという高弟であり、ご自分は何ら資格を持つこともなく、カウンセリングによる治療の分野で大きな業績を残したというユニークな方で、著書も多く出しておられます。

また、近藤先生からは墨痕も鮮やかな指導のお手紙を何日かに一度のペースでいただき、100通以上もあるその手紙は、我が家の家宝です。

こうして試行錯誤が10年ほど続きました。そうするうちに、木田先生のような治療者に一歩でも近づきたい、と思いきって心療内科を開業したのが6年前です（もっとも、当の木田先生からは病院経営の面で、先行きをご心配いただきましたが……）。

実は木田先生が太陽出版から出された最後の著書『こころの真相』（1998年）の序文に私が登場しています。師と仰ぐ方の文章でおもはゆいのですが、少し長めに引用してみます。

《実は『贈るこころ』を出版した時（九四年）、これが最後の著作と思い決めていましたので、太陽出版主人から、もう一冊どうかと言われたのに対して、「命がありましたら」などと笑っていましたが、それからもう丸三年が過ぎました。

今、改めてもう一冊書くようにすすめられて、たしかに命は長らえていますものの、脳の老化が激しく、新しい知識の吸収力がないばかりか、つい最近感銘したことまで思い出せなくなる有様ですから、御遠慮すべきと思いつつ、どうしてもと言われてついお受けする気になったのは、「総論と各論」という言葉に引かれたからでした。

これは遠方の開業医の方が言われた言葉です。息子さんのことをよく電話で質問してこられるのですが、「精神科の知人もたくさんありますが、医者に聞いても総論しか言ってくれません。その点、あなたは各論について詳しく話し合ってくれる」と言われたのです。

そこにたまたま、家庭内暴力の息子をバットで撲殺した父親の裁判での陳述が報道されました。それによると、この父親は家庭内暴力に関する本も読み、医師にも相談して、息子に対して抵抗せず、ひたすら受容したために、息子の暴力がエスカレートして、ついに殺すところまで追いつめられたというのです。

報道の記事を見ていますと、こういう少年を受容し甘やかすのがだいたい間違っている、という印象を受けます。しかし、父母へ暴力を振るう少年は心を病んでいるので、その病への手当の基本が受容であることは正しく、専門家なら誰も否定はできないでしょう。
ただ、ここには遠方の開業医が言う「各論」がないのが不幸な結果を招いたのだと思います。受容というのは単なる甘やかしではありませんから、相手に対してどうするのが本当の受容かは、個々の状況で検討しなければならないでしょう。
人は一人ひとり違うので、同じ暴力でもその行為の中にひそむ心の真相には微妙な違いがあり、それに対する受容もそれを行う人のあり方で感じが違いますから、総論だけでは間に合いません。ここに各論が大事だということがはっきりしてきます。（中略）
その点では、私は学歴も資格もない遠慮から、来談の方には十分に時間をかけて具体的な話し合いをしてきましたので、その具体的な話、つまり各論に重点を置いていけばいいのではないかと自分に言い聞かせ、太陽出版の御好意をお受けすることにいたしました》
木田先生の最後のご本の執筆のキッカケになったとは大変な光栄ですし、数年にわたって続けていただいた電話でのご指導が、木田先生のご遺作とわたしの心療内科双方の誕生のキッカケをつくった、というのはいま思い出しても感無量なものがあります。

そしてまた、今回ご縁あってこの本を太陽出版のご好意で上梓できることになり、つくづく人の世の縁というものの不思議さを感じます。

ようやく決心して診療内科を併設して再出発した時、慣れぬ身のたどたどしさもあって、1日5人から10人くらいの患者さんを一所懸命診察していたのですが、そのうち、逆に時間をかけることで患者さんの病気に至る背景がよく分かるということに気がつきました。そして、このことが患者さんの理解と病気の治療に不可欠であるという強い確信を持つに至りました。

結局、このことを近藤先生や木田先生は出来の悪い弟子であった私に静かに伝えようとしてくださっていたのだと、還暦を過ぎてようやく気づいたのです。

精神分析の過去・現在・未来

現在、フロイトの提唱した精神分析論は科学としての厳密さに欠けるといわれ、また医療分野では、脳の機能を解き明かすことこそが真の精神医学で、精神分析医ごときは時代遅れの呪術と揶揄《やゆ》する研究者さえいます。では現代の精神治療の主役はというと、向精神薬による薬物療法と「5分間治療」です。

もちろん、一部のうつ病や統合失調症に劇的に効く薬が開発されたことが、精神疾患で悩む患者さんにとっても、とても良いことなのは言うまでもありません。しかし、本当に喜んでいるだけでいいのでしょうか？

向精神薬があるタイプのうつ症状の改善に大きな効果を上げる一方、逆に症状が長期化したりするケースも報告されており、うつ病の患者の総数は、年々増加しています。さらにある種の抗うつ剤を服用した患者が自殺する確率が増加する、というショッキングな統計も発表されています。

また薬物療法への頼りすぎは、患者さんとのコミュニケーションを軽視する5分間医療と表裏一体です。私は時間をかけてじっくり患者さんの訴えを聞くのは、心理療法にとどまらぬ医療の基本だと考えています。ですから、先日ある高名な医師が、「医療従事者は患者にこびるな。患者は医者に甘えるな」という趣旨のエッセイを書かれているのを目にした時には、あいた口がふさがりませんでした。

患者さんは、少なくとも私を頼ってくる患者さんは、長い間不安などの症状に苦しめられ、原因が分からず、身近に相談できる人もなく（そもそも真っ先に相談するべき身近な人の存在が、無意識下で彼を苦しめている場合が多いのですから）、耐えかねてワラにもすがる思いで病院の門をくぐってきたのです。そうした彼らに、「大変でしたね。辛いのによくこれまで我慢してきたね。あせらずあわてず、ゆっくり治そうね」と言ってやりたいのです。

「精神分析は科学か芸術か」という議論があります。しかし、学術的な論争はともかく、心の病の治療にカウンセリングの効果が大きいことは実証されていますし、私にはこのやり方で5分間治療や薬物療法に絶望していた大勢の患者さんとともに不安の原因を見つめ、そして立ち直ってもらった得難い多くの体験と自負があります。そして目の前の患者さんのためにベストを尽くすのが、医者の本分です。

「あなたの脳はこういう化学反応を起こしていて、それをクスリでこういうふうにします」という説明を聞きたい患者さんにはそうすればよいのかもしれません。しかし、私を訪ねてくる多くの患者さんは、誰にも言えなかった心の闇について私に聞いてもらおうとやってくるのです。

私はその声を聞きます。それも徹底的に。そうすることが何よりも患者さんの苦境を救う近道だと信じるからです。

私の和風カウンセリング室では、時代を超えて人の成長に常に大きな影響力を持つ、母親との関係も語られます。また、個人が阻害されることの多い現代ならではの背景が語られます。カウンセリング室の畳の上にいるのは、高度な生物機械としての脳ではなく、傷つきやすい、生身の人間存在です。

患者さんたちは皆、心の病は肉体の痛みよりも苦しいと言います。しかし外見はそんな苦しみを抱えているようには見えないため、親や学校の友人、職場の同僚など、周囲に理解してもらえず、苦しみを増幅させてしまいます（本書中に何度も述べましたが、がんばれ、自立しろ、甘えるなと〝はげます〟ことが患者にはもっとも苦しい負担になります）。

ぜひ、心の病に苦しんでいる人とその周囲の方々に、本書から治療のためのヒントを読み取っていただければ、と思っています。

先にお話ししたように、私自身が若いころ長い闘病生活を経験した元患者です。心の病の苦しさは、骨身に沁みて分かっています。この瞬間も心の病に苦しんでいる多くの患者さんやそのご家族のため、この本が少しでもお役に立てば幸いです。

最後に、私をここまで導いてくださった近藤先生は1999年に、木田先生は2006年に、惜しまれつつ天寿をまっとうされました。この場を借りておふたりのご指導、ご厚情に御礼申しあげるとともに、衷心よりご冥福をお祈りいたします。

2008年10月

山形市のクリニックにて　小松信明

心の病の診察室

—あなたの愛が子どもを救う—

著者略歴

小松信明（こまつ・のぶあき）

1963年、東京慈恵会医科大学卒業。同大大学院入学。

1965年、福島県立医科大学精神科入局、勤務。

1970年、医療法人社団小松医院設立、精神保健指定医、現在に至る。

2008年11月5日　第1刷
2009年3月15日　第3刷

［著者］
小松信明

［発行者］
籠宮良治

［発行所］
太陽出版

東京都文京区本郷4-1-14　〒113-0033
TEL 03(3814)0471　FAX 03(3814)2366
http://www.taiyoshuppan.net/
E-mail info@taiyoshuppan.net

カバー・本文挿画＝前田美和
装幀＝田中敏雄（3B）
［印刷］壮光舎印刷 ［製本］井上製本
ISBN978-4-88469-599-6